Syed Sajad Hussain
Samina Farhat
Yasir Hassan Rather

Tratamento dos sintomas de abstinência de opiáceos utilizando diferentes terapias medicamentosas

Syed Sajad Hussain
Samina Farhat
Yasir Hassan Rather

Tratamento dos sintomas de abstinência de opiáceos utilizando diferentes terapias medicamentosas

ScienciaScripts

Imprint
Any brand names and product names mentioned in this book are subject to trademark, brand or patent protection and are trademarks or registered trademarks of their respective holders. The use of brand names, product names, common names, trade names, product descriptions etc. even without a particular marking in this work is in no way to be construed to mean that such names may be regarded as unrestricted in respect of trademark and brand protection legislation and could thus be used by anyone.

Cover image: www.ingimage.com

This book is a translation from the original published under ISBN 978-3-659-83734-0.

Publisher:
Sciencia Scripts
is a trademark of
Dodo Books Indian Ocean Ltd. and OmniScriptum S.R.L publishing group

120 High Road, East Finchley, London, N2 9ED, United Kingdom
Str. Armeneasca 28/1, office 1, Chisinau MD-2012, Republic of Moldova, Europe
Printed at: see last page
ISBN: 978-620-8-32242-7

Copyright © Syed Sajad Hussain, Samina Farhat, Yasir Hassan Rather
Copyright © 2024 Dodo Books Indian Ocean Ltd. and OmniScriptum S.R.L publishing group

ÍNDICE DE CONTEÚDOS

CAPÍTULO 1

O termo *Opiáceo* refere-se a um composto estruturalmente relacionado com os produtos encontrados no ópio, uma palavra derivada de *Opos*, a palavra grega para "sumo", sendo o opiáceo natural derivado das resinas da papoila do ópio, *papaver somniferum*. Os opiáceos incluem os alcalóides naturais das plantas, como a morfina, a codeína, a tebaína e muitos derivados semi-sintéticos. Um *opióide* é qualquer agente, independentemente da sua estrutura, que possua as propriedades funcionais e farmacológicas de um opiáceo. *Os opiáceos endógenos*, muitos dos quais são péptidos, são ligandos naturais dos receptores opiáceos existentes nos animais. O termo *narcótico* deriva da palavra grega *narcotikos*, que significa "entorpecimento" ou "estupor". Embora originalmente narcótico se referisse a qualquer droga que induzisse narcose ou sono, a palavra ficou associada aos opiáceos e é frequentemente utilizada num contexto jurídico para designar uma variedade de substâncias com potencial de abuso ou dependência .[1]

A primeira referência indiscutível ao ópio encontra-se nos escritos de Teofrasto, no século III a.C. Frederich Serturner, um assistente de farmacêutico, relatou o isolamento, por cristalização, de uma substância pura no ópio, a que chamou morfina, em homenagem a Morfeu, o deus grego dos sonhos. [th]Em meados do século XIX, a utilização de alcalóides puros em vez de preparações de ópio bruto começou a espalhar-se pelo mundo médico.

As drogas ilícitas são as proibidas pelos tratados internacionais de controlo das drogas. Incluem produtos de cannabis (marijuana, haxixe e bhang); estimulantes (cocaína e anfetaminas); e opiáceos ilícitos (heroína e ópio) e opiáceos farmacêuticos desviados (buprenorfina, metadona e morfina).

Segundo o relatório de 2012 do Gabinete das Nações Unidas para a Droga e a Criminalidade (UNODC), estima-se que 153 a 300 milhões de pessoas, ou seja, 3,4 a 6,6 % da população mundial adulta (15 a 64 anos), consumiram uma droga ilícita pelo menos uma vez em 2010. A cannabis foi a droga ilícita mais consumida, com 119 a 224 milhões de consumidores. Estima-se que 26 a 36 milhões, ou seja, 0,6 a 0,8 % da população adulta mundial, consumiram opiáceos ilícitos, mais de metade dos quais consumiram heroína e os restantes consumiram ópio ou opiáceos farmacêuticos desviados.

O consumo de drogas ilícitas na Índia é também bastante grave: com uma população de mais de mil milhões de pessoas, calcula-se que haja milhões de vítimas de diferentes tipos de toxicodependência.

A localização geográfica de Jammu e Caxemira é tal que o trânsito de drogas é possível em todo o Estado. Os tumultos prevalecentes agravaram o cenário da droga, para além do aumento fenomenal de outras perturbações psiquiátricas na Caxemira. A escalada da toxicodependência nas últimas 3 a 4 décadas, sobretudo entre os adolescentes e os jovens, está a criar um grande desafio de saúde pública e um problema socioeconómico.

Nos últimos anos, os preparados de opiáceos, incluindo a heroína, tornaram-se o problema mais grave na Caxemira. Em comparação com os 9,5% de consumo de preparações à base de opiáceos registados em 1980, na Caxemira, o consumo aumentou para 73% (do total de toxicodependentes) em 2002 e é agora ainda mais grave. Entre as várias razões para o abuso de substâncias, um número significativo atribuiu-o às condições prevalecentes no vale.[2]

A Associação Americana de Psiquiatria define **a toxicodependência** como "*um* *conjunto de sintomas cognitivos, comportamentais e fisiológicos que indicam que o indivíduo continua a consumir a substância apesar de problemas significativos relacionados com a mesma".* O Manual de Diagnóstico e Estatística-V (DSM-V) da Associação Americana de Psiquiatria não separa os diagnósticos de abuso e dependência de substâncias como no DSM-IV. Os critérios do DSM-5 para as perturbações por consumo de substâncias são quase idênticos aos critérios do DSM-IV para o abuso e dependência de substâncias, combinados numa única lista, com duas excepções. O critério de problemas legais recorrentes do DSM-IV para o abuso de substâncias foi eliminado do DSM-5, tendo sido acrescentado um novo critério, craving ou um forte desejo ou urgência de consumir uma substância.

A dependência de opiáceos tem sido associada a taxas mais elevadas de morbilidade e mortalidade, infecções, consequências criminais, bem como a sofrimento psicológico para os indivíduos dependentes e para outras pessoas nas suas vidas.[3] A comorbilidade psiquiátrica é também muito frequente entre as pessoas que consomem drogas ilícitas[4] . Os consumidores de heroína correm também um risco elevado de abuso de outras substâncias, incluindo benzodiazepinas, álcool e [5]
cocaína.

A dependência de opiáceos está associada a perturbações físicas graves, principalmente infecções pelo VIH e pelo vírus da hepatite C, que são uma consequência do consumo intravenoso, bem como a graves danos sociais, psicológicos e físicos, que são uma consequência do estatuto ilegal da droga e da natureza crónica da perturbação. A dependência de opiáceos é uma doença crónica recidivante que se considera ser causada por uma combinação de factores genéticos, induzidos pela droga e ambientais.[6-8]

Foram identificadas diferentes fases no processo de dependência, que são frequentemente indicadas por termos como *iniciação*, *continuação*, abstinência e *recaída*. Estas fases são caracterizadas por acções predominantes de neurotransmissores específicos, pelo envolvimento de estruturas cerebrais específicas e por actividades em circuitos neurais específicos[9-11] . Na primeira fase, *a iniciação*, os receptores mu-opióides e a dopamina desempenham um papel importante nos efeitos de reforço agudos da toxicodependência, sendo a área tegmental ventral (VTA) e o núcleo accumbens as principais estruturas de interesse. Na segunda fase de consumo *continuado* de drogas, respostas condicionadas e desejo de consumir drogas, estão envolvidos vários neurotransmissores, incluindo a dopamina no núcleo accumbens, a hormona libertadora de corticotrofina (CRH) na amígdala e o glutamato no circuito frontal-cingulado. Na terceira fase, *desintoxicação e abstinência*, o glutamato e a norepinefrina no locus coerulus parecem ser cruciais. Na quarta fase, *a recaída* após abstinência sustentada, o córtex orbitofrontal, o giro cingulado anterior e a amígdala são regiões cerebrais importantes, com a norepinefrina e a hormona libertadora de corticotrofina a representarem o sistema de stress cerebral (recaída induzida pelo stress) e o ácido gama-amino-butírico (GABA) e o glutamato a representarem o sistema de compulsão e hábitos (recaída induzida por estímulos). Os papéis destes diferentes processos, os neurotransmissores relacionados e as suas interações são cruciais para a compreensão das estratégias terapêuticas.

Os opiáceos ligam-se aos receptores de opiáceos em todo o sistema nervoso central (SNC) e na periferia. Existem vários subtipos de receptores. Os receptores mu (μ) encontram-se principalmente no cérebro e são responsáveis pelo alívio da dor, euforia, sedação, depressão respiratória, redução da motilidade gastrointestinal e dependência física. Os receptores kappa (k) também estão localizados no SNC e, quando activados, produzem analgesia, sedação, dispneia, dependência, disforia e depressão respiratória.[11,12] Os receptores delta (d) são menos conhecidos, mas acredita-se que sejam responsáveis por efeitos psicomiméticos e disfóricos.[12,13] Os receptores opióides são também os locais de ligação dos péptidos endógenos que desempenham um papel importante na modulação da resposta à dor, na regulação da temperatura corporal, na respiração, na atividade endócrina, na motivação e noutras funções[14] .

Os opiáceos exógenos podem atuar como agonistas, agonistas parciais ou antagonistas destes receptores. A maioria dos opióides com potencial de dependência são agonistas dos receptores "mu". A ativação dos receptores opióides provoca uma série complexa de efeitos que resultam na estimulação e libertação de várias proteínas e sistemas de neurotransmissores no cérebro. Estas drogas activam o sistema mesocorticolímbico-dopaminérgico através da sua propriedade de agonistas mu, levando à euforia, ao reforço positivo e ao comportamento de procura de droga. Quando os receptores opióides são activados por um agonista (endógeno ou exógeno), é desencadeada uma cascata de alterações intracelulares que envolvem o sistema de segundo e terceiro mensageiros. Estas alterações não só produzem mudanças imediatas na capacidade de resposta dos neurónios portadores de receptores opióides, como também conduzem a mudanças adoptivas noutros sistemas neuronais que interagem com eles. Quando os receptores mu são cronicamente expostos a opiáceos, diminuem a regulação e/ou tornam-se dessensibilizados, o que resulta na necessidade de doses mais elevadas de opiáceos para produzir os mesmos efeitos iniciais, o que é conhecido como ***tolerância***. Após a interrupção da administração de opiáceos, o número relativamente pequeno de receptores opiáceos não internalizados não é suficiente para responder à ligação de péptidos endógenos, o que resulta numa alteração da excitabilidade conhecida como ***abstinência***.[15,16] Com o tempo, os receptores de opiáceos readaptam-se geralmente.

Os opiáceos são classificados em subclasses *naturais* e *sintéticas*. A morfina é um opióide natural de ação curta, enquanto a heroína (diacetil-morfina) é um opióide sintético ilícito. A duração da ação da heroína é geralmente curta, mas a eliminação do seu metabolito (morfina) depende da via de administração, da dose do medicamento, do peso corporal, do tempo decorrido desde a última dose e da farmacocinética interindividual. A heroína é excretada principalmente na urina sob a forma de morfina livre e conjugada. A metadona é um opióide sintético de ação prolongada. É extensivamente metabolizada no organismo, principalmente no fígado, mas também pelas enzimas intestinais do citocromo P 450 3A4. Os opiáceos com um rápido início de ação e meias-vidas curtas são os que têm maior potencial de abuso. O rápido início de ação está associado a uma sensação de prazer breve e intensa, seguida de uma euforia mais duradoura. Com a administração regular, pode desenvolver-se dependência física, conduzindo a um ciclo vicioso de gratificação e abstinência[6] . Dado que a tolerância aos efeitos eufóricos ocorre com relativa rapidez, os toxicodependentes de opiáceos continuam a consumir opiáceos para evitar a abstinência. Um opióide com um início de ação retardado e uma semi-vida mais longa pode causar dependência física, mas pode produzir menos euforia e uma abstinência mais prolongada. Os opiáceos de ação curta, como a heroína, apresentam geralmente sinais e sintomas de abstinência no prazo de 8 a 12 horas após a última dose. Se não for tratada, a abstinência atinge um pico em 3672 horas e, normalmente, diminui substancialmente em 5 dias. No caso dos opiáceos de ação prolongada, como a metadona, a abstinência pode atingir um pico entre 5 e 6 dias, e a síndrome só desaparece, em geral, após 14 a 21 dias. Os sinais e sintomas de abstinência de opiáceos podem ser classificados como objectivos e subjectivos.[17] Os sinais objectivos incluem vómitos, lacrimejo, rinorreia, dilatação das pupilas, piloerecção, suores, diarreia, bocejos, febre, pulso e tensão arterial elevados. Os sintomas subjectivos podem incluir humor disfórico, insónia, dores e cãibras musculares, dores abdominais e cólicas. A ***escala clínica de abstinência de opiáceos (cows)*** é geralmente utilizada para classificar a gravidade da abstinência de opiáceos com base na pontuação obtida .[18]

A Escala Clínica de Retirada de Opiáceos (COWS) é uma ferramenta administrada pelo médico para documentar a gravidade da retirada de opiáceos.

O COWS tem 11 itens que incluem sintomas subjectivos e objectivos. Com base na pontuação agregada adquirida pelos sujeitos, as retiradas de opiáceos são classificadas nos seguintes graus:

LigeiroScore de 8-12

Moderado Pontuação de 13-24

Moderadamente graveScore de 25-36

SevereScore de > 36

Vários testes laboratoriais podem identificar a presença de opiáceos ou dos seus metabolitos no sangue, na urina ou na saliva. Os testes de despistagem de imunoensaio pouco dispendiosos são normalmente utilizados para detetar a presença de opiáceos e respectivos metabolitos, ao passo que a cromatografia gasosa/espetrometria de massa são testes disponíveis mais dispendiosos para confirmação dos resultados.[17]

A avaliação da dependência de opiáceos requer uma compreensão da diferença entre dependência, tolerância e dependência física.[19-21] Isto é importante porque um doente com dependência física ou tolerância a um opiáceo pode não satisfazer os critérios de diagnóstico de uma perturbação de utilização de substâncias. *A tolerância* é caracterizada pela neuro-adaptação ao efeito terapêutico de um fármaco administrado continuamente. Isto pode levar a um padrão de consumo de droga caracterizado por doses crescentes para atingir o efeito terapêutico desejado. A tolerância aos opiáceos pode ocorrer independentemente de o doente estar a utilizar o agente de forma terapêutica ou abusiva. É muito difícil distinguir entre o doente que procura opiáceos para efeitos eufóricos e o doente que procura opiáceos para alívio da dor. Uma abordagem recomendada para os médicos consiste em procurar melhorar o controlo da dor e, em seguida, observar o doente para detetar a continuação de comportamentos aberrantes.[22]

A dependência física é um estado em que a adaptação física à substância pode resultar em sintomas de abstinência aquando da interrupção abrupta ou da exposição a um antagonista. No entanto, a dependência física de um opiáceo por si só não equivale à dependência de opiáceos, que se caracteriza principalmente pelo uso compulsivo de uma substância apesar das suas consequências obviamente nocivas.[23,24]

O tratamento da abstinência de opiáceos combina medidas gerais de apoio e tratamento farmacológico. As medidas de apoio incluem um ambiente seguro, uma nutrição adequada e uma monitorização cuidadosa. Podem ser administradas terapias farmacológicas, incluindo opiáceos e não opiáceos, para aliviar os sintomas de abstinência.

As perturbações relacionadas com o consumo de opiáceos podem ser tratadas em vários contextos (hospital de internamento, clínicas de ambulatório/cuidados primários, programas de tratamento de opiáceos autorizados, tratamento residencial). A sobredosagem grave de opiáceos é uma emergência médica e deve ser tratada num hospital de internamento.

As opções de tratamento farmacológico da dependência de opiáceos variam em função da apresentação aguda do doente e dos objectivos a longo prazo. O tratamento farmacológico pode centrar-se no controlo dos sintomas de abstinência do doente (*desintoxicação*) ou na prevenção de recaídas *(manutenção/substituição terapêutica*). A manutenção e a desintoxicação com agonistas é a forma mais popular de tratamento, proporcionando essencialmente uma substituição mais segura dos opiáceos ilícitos e a capacidade de tornar a desintoxicação de opiáceos mais confortável.

A desintoxicação é a retirada supervisionada de uma droga de dependência que tenta minimizar os sintomas de abstinência. Durante a desintoxicação, podem ser utilizadas várias substâncias farmacológicas para gerir os sintomas de abstinência, incluindo agonistas opiáceos parciais, antagonistas opiáceos e agonistas alfa-2 adrenérgicos. O principal objetivo da farmacoterapia durante a desintoxicação é aliviar a gravidade dos sintomas de abstinência de opiáceos para evitar sofrimento desnecessário e complicações médicas (por exemplo, ataques epilépticos) e aumentar a motivação para continuar o tratamento.[25] A desintoxicação à base de opiáceos baseia-se no princípio da crosstolerância, em que um opiáceo é substituído por outro que é lentamente reduzido. O tratamento psicossocial oferecido em complemento de qualquer programa de desintoxicação farmacológica pode ser eficaz em termos de conclusão do tratamento, resultados no seguimento e cumprimento .[26]

A clonidina é uma modalidade não opiácea utilizada para a desintoxicação e é tipicamente doseada entre 0,1 mg e 0,3 mg por via oral, até cada 6 horas.[27,28]. A clonidina é um agonista alfa2-adrenérgico que reduz os sintomas autonómicos de abstinência, como a taquicardia, a ansiedade e a irritabilidade, e funciona para minimizar a hiperatividade noradrenérgica observada na abstinência de opiáceos. É menos eficaz para os sintomas subjectivos de abstinência e a hipotensão limitadora da dose e os efeitos sedativos limitam a sua utilização na abstinência de opiáceos. Uma das vantagens da clonidina é que não produz tolerância ou dependência como os medicamentos opióides e pode ser administrada imediatamente com naltrexona (um antagonista opióide), se necessário. As contra-indicações ao uso da clonidina incluem disfunção renal, distúrbios cardíacos e hipotensão. A desintoxicação de opiáceos assistida por clonidina é normalmente efectuada em regime de internamento, para que os médicos possam monitorizar melhor o doente. Se o tratamento for administrado em regime ambulatório, recomenda-se geralmente que seja efectuado sob a orientação de pessoal experiente e que o doente não receba mais do que uma dose de 3 dias de medicação.

Lofexidina, outro agonista α 2-adrenérgico de ação central com um mecanismo de ação semelhante, mas não está atualmente aprovado pela FDA.
Em comparação com a clonidina, a lofexidina pode ter uma eficácia comparável com um menor risco de hipotensão.[29] Estão a decorrer estudos para esclarecer a segurança e a eficácia do lofexideno no tratamento da abstinência de opiáceos. A utilização de um antagonista dos opiáceos (como a naltrexona, a naloxona ou ambos) combinada com um agonista alfa-2 adrenérgico para melhorar os sintomas de abstinência é uma estratégia de desintoxicação viável, particularmente como meio de facilitar a entrada na manutenção com um antagonista

dos opiáceos.[30] É provável que a síndrome de abstinência associada a esta estratégia seja um pouco mais grave do que no tratamento da abstinência com um agonista alfa-2 adrenérgico isolado, mas é provável que os sinais e sintomas desapareçam mais rapidamente, o que faz com que o episódio de abstinência global seja considerado um pouco menos grave do que com a clonidina ou a lofexidina isoladas. No entanto, é necessário um elevado nível de monitorização e apoio durante várias horas após a administração inicial de naltrexona, devido à possibilidade de vómitos, diarreia e delírio.

A buprenorfina é um agonista parcial do recetor mu e um antagonista do recetor kappa. A buprenorfina tem uma elevada afinidade para o recetor mu, mas uma baixa eficácia, apresentando assim uma atividade agonista opióide e produzindo uma resposta relacionada com a dose, mas não produzindo qualquer efeito adicional para além de um determinado ponto (tem um efeito de limite máximo no que diz respeito à resposta opióide).[31-33] Um efeito de teto é quando o efeito analgésico atinge um patamar e não se observa qualquer benefício adicional com o aumento da dose, mas prevê-se um aumento dos efeitos opióides adversos. A atividade expressa no recetor kappa proporciona atividade analgésica e também proporciona benefícios para a utilização na dissuasão, manutenção e desintoxicação de opiáceos.[32-34] Além disso, devido à ativação parcial do recetor mu, os doentes têm menos probabilidades de abusar da buprenorfina. A elevada afinidade para o recetor mu, associada à lenta taxa de dissociação do recetor, pode bloquear os efeitos de outros opiáceos, deslocando esses outros agentes do recetor. No entanto, esta mesma ação pode causar sintomas de abstinência em doentes que tenham consumido opiáceos recentemente.[35] Por este motivo, os doentes são normalmente iniciados na terapêutica com buprenorfina ou buprenorfina/naloxona sob supervisão médica e depois de já terem começado a apresentar sinais e sintomas de abstinência, com o objetivo de fazer a transição do doente de um estado de dependência física de opiáceos para um estado sem opiáceos, procurando minimizar os sintomas de abstinência no doente.[33]

A buprenorfina é geralmente administrada sob a forma de comprimido sublingual (SL), pelo que deve ser solúvel em água. Consequentemente, os comprimidos de buprenorfina podem ser dissolvidos e injectados, tendo já sido registados casos de abuso em vários países, especialmente em países onde a prescrição é feita em consultório. Devido a este potencial de abuso, o interesse deslocou-se para o desenvolvimento de um comprimido que contenha tanto buprenorfina (boa biodisponibilidade SL) como naloxona (fraca biodisponibilidade SL). Assim, um comprimido de buprenorfina-naloxona tomado pela via terapêutica da VL deveria produzir um efeito de buprenorfina, ao passo que um comprimido dissolvido e injetado por via intravenosa por um indivíduo dependente de opiáceos produz uma síndrome de abstinência de opiáceos. Estes pressupostos foram confirmados em vários estudos experimentais que indicam que uma combinação 4:1 de buprenorfina-naloxona tem, de facto, um baixo potencial de abuso, mas uma eficácia igual no que diz respeito à redução do consumo e do desejo de consumir opiáceos .[36]

A buprenorfina sofre um metabolismo de primeira passagem significativo, mas, devido à sua elevada solubilidade lipídica, tem uma excelente biodisponibilidade sublingual, com um início de ação de 30 a 60 minutos e um pico de efeito entre 90 e 100 minutos.[32] Cerca de dois terços da buprenorfina são eliminados nas fezes, sendo o terço restante excretado na urina. Devido ao extenso metabolismo hepático da buprenorfina e da naloxona, devem ser considerados ajustes de dose em doentes com função hepática diminuída, e os doentes devem ser monitorizados quanto a sinais e sintomas de abstinência de opiáceos devido ao potencial para níveis elevados de naloxona. Não são necessários ajustes de dosagem em caso de insuficiência renal.[31,32] Devido ao metabolismo através da isoenzima CYP 3A4, os doentes que recebem agentes inibidores da CYP 3A4 (antifúngicos azólicos, antibióticos macrólidos e inibidores da protease do VIH) devem ser cuidadosamente monitorizados, podendo ser necessário efetuar ajustes de dose. Além disso, os doentes que recebem um indutor concomitante do CYP 3A4 (fenobarbital, carbamazepina, fenitoína e rifampicina) também devem ser monitorizados, podendo ser necessário efetuar ajustes de dose.[31] Como a buprenorfina pode alterar o nível das enzimas hepáticas, a função hepática deve ser monitorizada periodicamente, dependendo de quaisquer sintomas recentes ou história de hepatite.[37]

A buprenorfina sublingual e a buprenorfina sublingual/naloxona são as únicas formas de dosagem de buprenorfina aprovadas para o tratamento de opiáceos em consultório.[34] O intervalo de doses típico da buprenorfina é de 2-32 mg por dia, sendo a dose média de 16 mg, em que se consegue uma cobertura de 96% dos receptores opióides. Os efeitos secundários mais comuns incluem obstipação e dores de cabeça inespecíficas.[33] O tempo necessário para este tipo de desintoxicação tem variado entre 1 e 12 dias.[32] O objetivo é gerir os sintomas de abstinência durante um curto período de tempo.

A naloxona é um antagonista competitivo dos receptores mu- e kappa, embora exerça a maior parte da sua ação no recetor mu. A biodisponibilidade após a administração oral e sublingual é baixa, mas a administração parentérica conduz a um rápido início de ação que leva a uma rápida inversão dos efeitos opióides.

Uma técnica relacionada, a desintoxicação ultra-rápida, é efectuada sob anestesia geral e pode ser concluída ainda mais rapidamente. A desintoxicação ultra-rápida é efectuada sob sedação ou anestesia pesada, mas esta estratégia de desintoxicação tem um papel pouco importante devido a uma morbilidade e mortalidade significativas, à falta de provas que demonstrem bons resultados a longo prazo e ao elevado custo, sem qualquer benefício claro em relação a outras estratégias.[38] As diretrizes sugerem que a técnica de desintoxicação induzida por antagonistas aumenta o risco de danos e deve ser evitada.

Houve várias tentativas de desenvolver outras abordagens farmacológicas de desintoxicação de opiáceos. Uma dessas abordagens é a utilização do Tramadol, um analgésico de ação central com atividade opióide mas com baixo potencial de abuso, cujos resultados preliminares mostram uma eficácia clínica igual à da buprenorfina na desintoxicação da dependência de opióides.[39] Outra abordagem consiste em utilizar a buspirona no tratamento da abstinência aguda de opiáceos, partindo do princípio de que uma diminuição da neurotransmissão serotoninérgica pode estar envolvida nos sintomas de abstinência de opiáceos. Os resultados iniciais revelaram que a buspirona é tão eficaz como a redução gradual da metadona no alívio dos sintomas de abstinência[40] . No entanto, são necessários mais estudos antes de se poderem tirar conclusões definitivas sobre a eficácia destas novas estratégias de desintoxicação.

Com a **terapia de manutenção ou de substituição,** um doente é transferido de um opióide de abuso para um agente prescrito, como a metadona ou a buprenorfina. O objetivo da terapia é identificar uma dose de medicamento que suprima a abstinência, diminua o desejo e crie tolerância aos efeitos dos opiáceos ilícitos para evitar o uso continuado. A terapia de manutenção facilita a participação do paciente num programa de tratamento abrangente.

Em 2002, a buprenorfina e a combinação de buprenorfina e naloxona foram aprovadas pela FDA para a terapia de manutenção da dependência de opiáceos.

A naltrexona é um antagonista dos opiáceos, que inverte e bloqueia os efeitos dos opiáceos. Uma vez que pode provocar abstinência em doentes dependentes de opiáceos, só deve ser utilizada em doentes que tenham sido desintoxicados ou que não sejam fisicamente dependentes de opiáceos. Os dados sugerem que a naltrexona pode ser mais benéfica do que o placebo, mas não tão eficaz como as terapias de manutenção ou substituição de opiáceos.[38]

Os antagonistas dos opiáceos bloqueiam os efeitos dos opiáceos, eliminando assim a euforia induzida pelos opiáceos, diminuindo os efeitos de reforço da heroína[41] e potencialmente extinguindo a associação entre estímulos condicionados e consumo de opiáceos.[42] Apesar das propriedades atractivas da naltrexona, a sua utilidade clínica tem sido limitada.[43-45] Uma vez que a terapêutica com naltrexona requer abstinência, a sua indução pode ser difícil e o abandono precoce é frequente.

O cloridrato de metadona é um agonista sintético dos receptores opióides de ação prolongada, utilizado na desintoxicação, manutenção e tratamento da dor intensa. No entanto, quando injectada, a metadona tem potencial de abuso em pessoas menos dependentes de opiáceos. Como a metadona tem um início de ação mais lento, é menos provável que produza um efeito eufórico e actua como um antagonista competitivo do recetor N-metil-D-aspartato (NMDA). O medicamento comercial é uma mistura racémica sintética. Pensa-se que o isómero R é responsável pelas propriedades analgésicas, ao passo que o isómero S é um antagonista NMDA e é responsável por toxicidades como o prolongamento do intervalo QTc. O antagonismo do recetor NMDA pode também reverter a tolerância aos opiáceos.[46] Quando a dosagem de metadona é corretamente titulada, os doentes tratados com metadona não sofrem, em geral, de perturbação das tarefas mentais, e a sua longa semi-vida e elevada biodisponibilidade oral permitem a administração uma vez por dia.[47] Uma vez atingida uma dose terapêutica, os doentes são frequentemente mantidos durante muitos anos sem alteração da dose. A literatura sugere que o tratamento de manutenção com metadona é eficaz na redução do consumo ilícito de opiáceos, da morbilidade, da mortalidade e da atividade criminosa, bem como na melhoria do estado geral de saúde e do funcionamento social.[48] A manutenção com metadona também demonstrou diminuir a propagação da infeção pelo VIH entre os consumidores de drogas por via intravenosa.[48]

A dependência de opiáceos é uma ameaça subdiagnosticada e subtratada. Os obstáculos a um tratamento eficaz incluem o acesso limitado, o financiamento inadequado, o estigma social, os obstáculos médicos e a falta de reconhecimento do abuso e da dependência de opiáceos.[30]

A dependência de opiáceos é uma doença crónica recidivante que requer um tratamento a longo prazo com grande ênfase na motivação, na psicoeducação, na continuidade dos cuidados, na integração da farmacoterapia e do apoio psicossocial e, por último, numa melhor ligação entre o tratamento e o sistema judicial. Por conseguinte, o tratamento farmacológico da dependência de opiáceos deve ser integrado num contexto abrangente de cuidados de saúde, e a doença não deve ser encarada apenas como uma doença do cérebro.

A dependência de opiáceos é um problema social e de saúde importante na maioria das sociedades. Embora a prevalência do consumo de opiáceos seja baixa (< 1%) na população em geral, o peso da doença é substancial. Os encargos da dependência de opiáceos para o utilizador individual e para a comunidade resultam da mortalidade (que é mais acentuada no grupo etário dos 15-34 anos), da transmissão do VIH e da hepatite C, dos custos dos cuidados de saúde, da criminalidade e dos custos da aplicação da lei, bem como dos custos menos tangíveis da perturbação familiar e da perda de produtividade. A prestação de tratamento é fundamental para a redução dos danos causados pela dependência de opiáceos ao indivíduo e à comunidade. A gestão da abstinência, ou desintoxicação, não é, por si só, um tratamento para a dependência. As taxas de conclusão da desintoxicação tendem a ser baixas e as taxas de recaída do consumo de opiáceos após a desintoxicação são elevadas, mas a desintoxicação continua a ser um primeiro passo necessário para muitas formas de tratamento a longo prazo. Como tal, a gestão da abstinência é uma componente essencial de um sistema de tratamento.[49]

Os sintomas da síndrome de abstinência de opiáceos começam geralmente duas a três meias-vidas após a última dose de opiáceos, ou seja, 6-12 horas para os opiáceos de meia-vida curta, como a heroína e a morfina, e 36-48 horas para os opiáceos de meia-vida longa, como a metadona. Após a cessação de um opiáceo de meia-vida curta, os sintomas atingem o pico de intensidade no espaço de dois a quatro dias, sendo que a maioria dos sintomas físicos óbvios de abstinência deixam de ser observáveis após sete a 14 dias. A esta primeira fase de abstinência, ou fase aguda, segue-se um período de cerca de seis meses de síndrome de abstinência secundária ou prolongada. Esta síndrome prolongada caracteriza-se por um sentimento geral de diminuição do bem-estar que se reflecte num funcionamento fisiológico anormal mensurável. Durante este período, podem sentir-se periodicamente fortes desejos de opiáceos. Pensa-se que o mal-estar associado à abstinência prolongada é um fator importante de recaída.

A síndrome de abstinência de opiáceos raramente apresenta risco de vida ou está associada a aberrações significativas do estado mental. No entanto, o fim da abstinência é difícil para a maioria das pessoas. Durante muitos anos, os procedimentos de desintoxicação de rotina envolveram o tratamento com metadona e a redução gradual da dose de metadona. Esta abordagem resultou da observação de que a síndrome de abstinência da metadona era mais ligeira, embora mais longa, do que a da morfina.

Resnick e colegas[50] (1976) foram os primeiros a descrever a desintoxicação rápida de opiáceos numa coorte de 29 doentes dependentes de metadona que receberam naloxona e iniciaram a manutenção com naltrexona no prazo de 48 horas em regime de internamento.

Jasinski e colegas[51-53] (1978) estabeleceram os efeitos agonistas opióides da buprenorfina e a sua atividade para bloquear os efeitos da administração de morfina exógena. Investigações posteriores estabeleceram a sua capacidade de suprimir a autoadministração de heroína. Os ensaios clínicos demonstraram a eficácia da buprenorfina em relação ao placebo na redução do consumo ilícito de opiáceos.

Mendelson e Mello[54-56] (1980) demonstraram, em estudos laboratoriais em seres humanos, que os toxicodependentes mantidos com buprenorfina reduziam o seu consumo de heroína. Uma série de ensaios clínicos controlados comparou a buprenorfina com a metadona como padrão de tratamento, comparou vários intervalos de doses de buprenorfina e comparou a buprenorfina com placebo, fornecendo dados sobre a sua segurança e eficácia e constituindo a base para a sua aprovação pela FDA.

Charney e Coworkers[57] (1986) foram os primeiros a estudar a desintoxicação rápida com naltrexona em doentes mantidos com 40-metadona que também eram tratados como doentes internados.

Kleber e colaboradores[58] (1987) realizaram o primeiro estudo de desintoxicação rápida em doentes dependentes de heroína numa unidade de tratamento de toxicodependência em regime ambulatório. A maioria dos 14 (86%) participantes neste estudo iniciou com sucesso a manutenção com Naltrexona.

A eficácia da metadona foi demonstrada empiricamente em vários estudos experimentais e de observação.[59,60] Num ensaio clínico com 169 pacientes que procuravam tratamento para a dependência de opiáceos, os resultados positivos de opiáceos nos testes toxicológicos de urina diminuíram de 63% para 29% no seguimento de 1 mês nos pacientes aleatoriamente designados para receber metadona. Em contrapartida, um grupo de controlo que permaneceu em lista de espera para tratamento não sofreu alterações na sua taxa de resultados positivos de opiáceos nos testes de urina (62% em comparação com 60% ao fim de 1 mês).

Uma análise da manutenção com metadona efectuada por **Ball e Ross[61,62] (1991)** envolveu 633 pacientes em seis programas de tratamento com metadona em Nova Iorque, Filadélfia, Pensilvânia, Baltimore e Maryland. A prevalência do consumo de drogas intravenosas diminuiu de 81% na admissão para 29% aos 4 anos, em 388 pacientes que continuaram a receber tratamento. Entre os 105 doentes que interromperam o tratamento, 82% voltaram a consumir drogas por via intravenosa aos 12 meses. Estes resultados foram reproduzidos no estudo de resultados do tratamento da toxicodependência (DATOS). Em 729 doentes que iniciaram o tratamento com metadona, o consumo semanal de heroína diminuiu de 89% antes do tratamento para 28% ao fim de um ano.

Lawrance J. Cheskin et al[63] (1994) compararam uma dose elevada de buprenorfina, num regime de 3 dias, com uma dose padrão de clonidina de 5 dias para atenuar os sinais e sintomas da síndrome de abstinência aguda de opiáceos durante a desintoxicação rápida da heroína. Não houve diferença significativa entre os grupos da buprenorfina e da clonidina em 5 medidas subjectivas e 6 medidas fisiológicas. No entanto, a clonidina provocou uma diminuição da pressão arterial e a buprenorfina proporcionou um alívio precoce mais eficaz dos sintomas de abstinência.

O'Connor e Colleagues[64,65] (1995) examinaram a desintoxicação rápida num "serviço de cuidados primários" em dois estudos que compararam o procedimento com a clonidina. No primeiro estudo, em que os doentes selecionaram o seu tratamento no grupo da desintoxicação rápida, 94% (60 de 64 doentes) completaram com êxito a desintoxicação, em comparação com 42% (24 de 57 doentes) no grupo da clonidina. Num ensaio clínico aleatório subsequente de 162 doentes que comparou dois métodos de desintoxicação rápida com a clonidina, mais doentes (81%) concluíram com êxito a desintoxicação nos dois grupos de desintoxicação rápida do que no grupo da clonidina (65%), embora a diferença não tenha atingido significado estatístico. Além disso, este estudo demonstrou que os doentes tratados com um protocolo de desintoxicação rápida que utilizou buprenorfina sofreram uma abstinência menos grave do que os doentes dos outros dois grupos.

Os ensaios clínicos demonstraram que a buprenorfina e as doses baixas de metadona (20-30 mg) têm efeitos semelhantes na retenção do tratamento do consumo ilícito de opiáceos.[66,67] As comparações com doses mais elevadas de metadona produziram resultados inconclusivos, um ensaio demonstrou uma maior eficácia[68] e outro demonstrou uma eficácia reduzida.[69]

Num ensaio aleatório que incluiu 55 doentes que receberam clonidina numa sessão de cuidados primários, 65% dos doentes foram submetidos a uma desintoxicação bem sucedida.[65] Noutro estudo que examinou os factores de previsão do sucesso da desintoxicação com clonidina, os doentes que concluíram a desintoxicação tinham maior probabilidade de ser fumadores de heroína (em vez de utilizadores intravenosos) e de se terem abstido de opiáceos durante mais tempo antes de se apresentarem para tratamento .[70]

Em dois ensaios aleatórios, em dupla ocultação, que compararam a lofexidina com a clonidina em doentes dependentes de metadona[71] e heroína,[72] ambos os agentes reduziram eficazmente os sintomas de abstinência.

O consumo episódico de opiáceos ilícitos em doentes previamente abstinentes é comum em doentes que recebem buprenorfina-naloxona. Num ensaio, apenas 27% dos doentes conseguiram uma abstinência contínua de opiáceos durante 13 semanas.[73] Noutro estudo, 26% dos doentes atingiram 12 semanas ou mais de abstinência contínua.[74] Nos doentes seguidos durante pelo menos 2 anos, 9% dos resultados das análises à urina apresentavam indícios de consumo ilícito de opiáceos.[75]

Fingerhood e et al[76] (2001) compararam a eficácia da clonidina e da buprenorfina em regime ambulatório para o tratamento da abstinência de opiáceos num programa de 5 dias. A clonidina foi administrada 0,1 mg de 6 em 6 horas num dia, enquanto a buprenorfina foi administrada 0,3 mg uma vez por dia. 75,4 % dos doentes do grupo da buprenorfina e 47,5 % do grupo da clonidina (p=0,001) completaram o tratamento.

Jones e colegas[77,78] (2003) administraram uma combinação de buprenorfina/ naloxona em diferentes proporções a grupos de consumidores experientes de heroína mantidos com uma dose constante de morfina, demonstrando que, ao aumentar a proporção de naloxona, a combinação se torna cada vez menos reforçadora e menos atractiva para os toxicodependentes. Foi pedido aos sujeitos que classificassem o seu gosto pela preparação combinada e quanto pagariam pelo efeito. Os sujeitos mostraram gostar cada vez menos do produto combinado à medida que o rácio de naloxona aumentava e, no rácio 4:1 de buprenorfina/naloxona, o produto foi classificado como sendo pouco compensador e indesejável. Assim, foi adotado este rácio de 4:1 para o produto combinado.

Mattick et al[79] (2003) determinaram que tanto a buprenorfina como a metadona são eficazes no tratamento da dependência de opiáceos. Um total de 405 indivíduos dependentes de opiáceos (de acordo com os critérios do DSM-IV) foram distribuídos aleatoriamente por 2 grupos de tratamento. Um grupo recebeu buprenorfina sublingual, enquanto o outro recebeu metadona oral. Foi utilizado um esquema de dosagem flexível, individualizado de acordo com as necessidades do doente em cada braço do estudo. As doses mínimas e máximas da terapia foram de 2 mg/

32 mg para a buprenorfina e 20 mg/150 mg para a metadona, respetivamente.

Durante o período de ensaio de 13 semanas, 59% dos doentes mantiveram o tratamento durante as 13 semanas completas no grupo da metadona versus 50% no grupo da buprenorfina, p=0,061).

Umbricht et al[80] (2003) compararam a desintoxicação de opiáceos com buprenorfina, clonidina e metadona em doentes hospitalizados dependentes de heroína com infeção por VIH. As pontuações de abstinência de opiáceos avaliadas pelo observador e subjectivas diminuíram significativamente após a primeira dose de medicação e, em geral, durante o tratamento.

Oreskovich et al[81] (2005) efectuaram um estudo aleatório, em dupla ocultação, para comparar dois esquemas de dosagem de buprenorfina com a clonidina. Os dois esquemas de dosagem foram de 8 mg por dia nos dias 1 a 3, depois reduzidos para 4 e 2 mg nos dois dias seguintes (referidos como dose mais elevada) e 2-4-8-4-2 mg por dia nos dias 1 a 5 (referidos como dose mais baixa). Foram permitidos medicamentos auxiliares. A clonidina ou o placebo foram administrados de 6 em 6 horas. O principal efeito adverso detectado foi a hipotensão postural, nos três braços do estudo.

Raistrick et al[82] (2005) compararam a buprenorfina com a lofexidina para a desintoxicação de opiáceos na comunidade num ensaio aberto e aleatório com 210 participantes. O resultado primário medido foi a conclusão da desintoxicação. Não foram registadas reacções adversas.

Marsch et al[83] (2005) efectuaram um estudo com adolescentes dependentes de opiáceos para avaliar a eficácia relativa da abstinência assistida por buprenorfina e clonidina. Ambos os medicamentos foram acompanhados de aconselhamento comportamental semanal durante 3 horas e de incentivos dependentes da abstinência de opiáceos durante a desintoxicação. Um maior número de adolescentes que receberam buprenorfina permaneceu em tratamento (72% vs. 39%, $P < 0,05$), e alcançou níveis marcadamente maiores de abstinência de opiáceos (determinados por testes de urina negativos) em comparação com os que receberam clonidina (64% vs. 32%, $P = 0,01$).

National Institute of Drug Abuse Clinical Trial Network (CTN)[84] (2005) comparou a utilização a curto prazo do produto combinado buprenorfina/naloxona com a clonidina para a desintoxicação de opiáceos num contexto de tratamento em regime de internamento e ambulatório. Várias centenas de consumidores de heroína que procuravam desintoxicação foram inscritos neste protocolo, tendo cada um deles recebido aleatoriamente buprenorfina/naloxona ou clonidina ao longo de duas semanas de tratamento. Utilizando uma medida de resultado composta de estar presente no último dia do tratamento e produzir uma amostra de urina sem opiáceos como indicação de bom resultado, os resultados foram esmagadoramente a favor da buprenorfina. Cinquenta e nove de 77 (74%) doentes afectados à buprenorfina em regime de internamento foram bem sucedidos, em comparação com apenas 8 de 36 (22%) doentes tratados de forma semelhante com clonidina, e 46 de 157 (29%) doentes do grupo da buprenorfina em regime ambulatório foram bem sucedidos, em comparação com apenas 4 de 74 (5%) doentes tratados com clonidina. O grupo da Bup-Nax teve significativamente menos sintomas de abstinência documentados pela pontuação média do COWS de 3,8, ± 2,2, em comparação com o grupo da clonidina, onde a pontuação média foi de 7,4, ± 3,6, p<0,001. Nos pacientes que concluíram o tratamento, tanto o grupo Bup-Nax (pontuação média de 3,5, ± 1,8) como o grupo clonidina (pontuação média de 3,7, ± 1,9) produziram pontuações sumárias COWS semelhantes.

A análise das pontuações de desejo no estudo em regime de internamento utilizando a EVA mostrou diferenças estatisticamente significativas entre os grupos, com o grupo Bup-Nax a produzir classificações médias de desejo mais baixas de 29,1 ± 19,9, do que o grupo da clonidina, em que a pontuação média de desejo foi de 51,5 ± 28,4, P<0,001, mas nos pacientes que concluíram o tratamento não foi encontrada qualquer diferença significativa (M=24,5, DP=15,5 vs. M=23,4, DP=13,0). Este estudo mostrou que a implementação do tratamento com opiáceos no contexto da comunidade é facilmente exequível. No entanto, um resultado inesperado foi o facto de uma série de instalações que anteriormente não tinham adotado o tratamento farmacológico terem agora adotado a buprenorfina como parte integrante da sua estratégia de tratamento.

Ling et al[85] (2005) atribuíram 113 doentes internados e 231 doentes externos à desintoxicação assistida por buprenorfina-naltrexona ou clonidina numa proporção de 2:1. Tratou-se de um estudo pragmático e aberto. O número de efeitos secundários comunicados foi incluído como um resultado secundário. Um número significativamente menor de

Foi registado um número médio de acontecimentos adversos no grupo de buprenorfina-naltrexona em regime de internamento (M=1,3, DP 0,8) em comparação com o grupo da clonidina (M=2,4, DP 1,6).

Margoob et al[86] (2005) efectuaram um estudo comunitário sobre toxicodependentes em Caxemira. Verificaram que a maioria dos toxicodependentes eram do sexo masculino, analfabetos e tinham menos de 42 anos de idade. A maioria tinha um emprego público, trabalhava numa empresa ou era estudante. O consumo de tabaco estava presente na maioria deles, seguido do consumo de opiáceos, canábis e benzodiazepinas. A prevalência do abuso de ópio (3,83%) era muito elevada em comparação com a prevalência global do abuso de opiáceos na Índia.

Helm et al[87] (2010) analisaram vários estudos, incluindo um estudo aleatório, duplamente cego, de grupos paralelos realizado por Johnson et al, que concluiu que a buprenorfina (16 a 32 mg) é tão eficaz como a metadona em dose elevada (60 a 100 mg) na redução do consumo de opiáceos na manutenção a curto prazo (às 17 semanas) em comparação com a metadona em dose baixa (20 mg por dia). Durante o período de 13 semanas do ensaio, 59% dos pacientes completaram o ensaio. O ensaio não encontrou uma diferença estatisticamente significativa entre os tratamentos na percentagem de pacientes retidos durante as 13 semanas completas de tratamento (59% do grupo da metadona vs. 50% do grupo da buprenorfina, p=0,061).

Ziaddini et al[88] (2010) compararam as taxas de sucesso da buprenorfina e da clonidina na desintoxicação de dependentes de heroína e avaliaram a recorrência do abuso de drogas em pacientes que tomaram naltrexona num acompanhamento de 6 meses. O estudo revelou que a administração de buprenorfina nos primeiros dias foi mais eficaz na redução dos sinais e sintomas de abstinência do que a clonidina. No entanto, a recorrência do abuso de drogas não foi significativamente diferente entre os dois grupos.

Nicolas Meader et al[89] (2010) efectuaram uma meta-análise que comparou a metadona, a buprenorfina e os agonistas α2-adrenérgicos para a desintoxicação de opiáceos. Nesta revisão sistémica, foram incluídos ensaios clínicos aleatórios controlados. A buprenorfina e a metadona foram classificadas como os métodos mais eficazes de desintoxicação de opiáceos, seguidas da lofexidina e da clonidina, respetivamente.

O objetivo principal desta investigação clínica foi o seguinte

Comparar a utilidade clínica relativa do cloridrato de clonidina e da buprenorfina-naloxona na desintoxicação de opiáceos num ambiente de internamento.

CAPÍTULO 2

Os objectivos secundários foram os seguintes

1 . comparar a eficácia dos dois fármacos no controlo do desejo (craving) pela substância abusada.

2. comparar o seu perfil de segurança (efeitos secundários).

Após aprovação pelo conselho de revisão institucional e pelo comité de ética, o presente estudo foi realizado no Centro de Dependência, Instituto de Saúde Mental e Neurociências (IMNS), Faculdade de Medicina do Governo, Srinagar, entre 1st de março de 2012 e 30th de agosto de 2013.

Critérios de inclusão

1. Indivíduos à procura de tratamento no grupo etário dos 15-50 anos, que satisfaçam os critérios do Manual de Diagnóstico e Estatística das Perturbações Mentais - IV (DSM-IV) da Associação Americana de Psiquiatria[90] para a dependência de opiáceos, que declarem ter sintomas de abstinência de opiáceos, que sejam fisicamente dependentes de opiáceos e que necessitem de assistência médica para a abstinência de opiáceos.

2. Concordar e ser capaz de assinar o consentimento informado por escrito aprovado pelo comité de ética institucional.

Critérios de exclusão

1. evidência de perturbações psiquiátricas graves e activas, como psicoses e perturbações da personalidade .[91]
2. evidência de doença médica grave que teria tornado a participação perigosa, por

exemplo, doença cardiovascular[91] , hepatite aguda, outras doenças hepáticas, doenças renais e diabetes.

3) Sujeitos que comunicam após 48 horas da última utilização de opiáceos.[92]

4. indivíduos com contra-indicações para clonidina, buprenorfina ou naloxona.

5. indivíduos com abuso concomitante de outras substâncias, por exemplo, metadona, canábis, álcool, benzodiazepinas ou outros depressores ou estimulantes.

6. doentes a receber beta-bloqueadores, bloqueadores dos canais de cálcio, tricíclicos, digitálicos e outros medicamentos que possam interagir negativamente com a clonidina, a buprenorfina ou a naloxona

7) Mulheres grávidas, a amamentar ou a planear engravidar.

Foram excluídos do estudo os doentes que, durante o tratamento, registaram uma diminuição da tensão arterial < 90/60 e uma frequência de pulso < 60/min.

Os indivíduos que procuraram tratamento mas não cumpriam os critérios de inclusão foram tratados separadamente.

Inicialmente, foram avaliados 70 doentes que procuravam tratamento, dos quais 16 foram excluídos devido à falta de critérios de participação ou à falta de vontade de participar e, no total, foram incluídos 54 indivíduos no estudo. Os participantes foram divididos aleatoriamente em dois grupos iguais através de números aleatórios gerados por computador. A entrevista psiquiátrica e a recolha da história clínica foram realizadas pelo psiquiatra residente no início da admissão em todos os doentes selecionados. O exame clínico, incluindo o registo dos sinais vitais, como a temperatura corporal, a pulsação e a tensão arterial, foi efectuado todos os dias antes da administração da medicação. No início e no fim do período de estudo, foram efectuadas análises sanguíneas de base, como hemograma, testes de função renal e hepática, glicemia em jejum, serologia da hepatite e VIH, em todos os indivíduos. Os indivíduos foram também submetidos a um rastreio de doenças como a sífilis e a tuberculose, que são comuns nos toxicodependentes.

O rastreio da dependência de opiáceos foi efectuado através do método de imunoensaio. Para o efeito, foi utilizado o kit "INSTANT-VIEW Multi-Drug of Abuse urine Test", fabricado pela Alfa Scientific Designs. Trata-se de um método de imunoensaio qualitativo de visualização instantânea para o rastreio do abuso potencial de uma ou mais drogas, incluindo opiáceos. Os indivíduos foram submetidos a um rastreio de opiáceos, como morfina, metadona, oxicodona, propoxifeno, e de substâncias de abuso não opiáceas, como anfetaminas, barbitúricos, benzodiazepinas, marijuana e antidepressivos tricíclicos, utilizando este kit. Uma linha simples contra a substância específica no kit indica um teste positivo, enquanto uma linha dupla indica um teste negativo para essa substância de abuso específica. O teste foi repetido no final do período de estudo para confirmar a desintoxicação.

O período de 10 dias foi selecionado como duração do estudo, reflectindo a duração típica da fase aguda da abstinência de opiáceos.

No Grupo A (grupo do cloridrato de clonidina), os indivíduos receberam cloridrato de clonidina por via oral durante 10 dias, na gama de doses de 50 a 200 µg / dia, em doses divididas. O medicamento de marca utilizado neste estudo específico foi o *Arkamine* 100 µg em comprimidos, que está a ser fabricado pela Kalindi Medicure e comercializado pela Unichem pharmaceuticals na Índia. O medicamento foi utilizado na dose de 50 µg duas vezes por dia no dia 1. A dose de clonidina foi aumentada até a dose máxima de 200 µg (50 µg a cada 6 horas) do dia 2 ao dia 4, que coincidiu com o escore máximo de retirada.

Posteriormente, a dose de clonidina foi reduzida para 50 μg duas vezes ao dia do dia 5 ao dia 7 e foi continuada na dose de 50 μgMaio do dia 8 até a conclusão do estudo no dia 10. O monitoramento da pressão arterial foi feito antes do início da medicação e continuou por 2 horas a cada meia hora .[93,94]

No Grupo B (grupo da buprenorfina), os indivíduos receberam uma combinação de buprenorfina e naloxona (BUP/NX) por via sublingual na dose de 2,0/0,5 mg/dia (1 comprimido) a 8,0/2,0 mg/dia (4 comprimidos) em duas doses iguais também durante dez dias. O medicamento de marca utilizado foi o *Qudict* 2,0/0,5 mg (contendo 2,0 mg de buprenorfina e 0,5 mg de naloxona), fabricado e comercializado pela Sun Pharmaceuticals na Índia. O BUP/NX foi utilizado na dose de 4,0 mg/ 1,0 mg ou (2 comprimidos) no dia 1. A dose foi aumentada para um máximo de 8,0 mg / 2,0 mg ou 4 comprimidos do dia 2 ao dia 4, que coincidiu com o pico de abstinência, mas foi reduzida para 2 comprimidos do dia 5 ao dia 7, e foi continuada na dose de 2,0 mg/0,5 mg ou 1 comprimido do dia 8 até ao fim.[95,96] Os doentes foram instruídos a colocar o comprimido debaixo da língua até estar completamente dissolvido, o que demorava 2 a 10 minutos .[97]

Os medicamentos foram interrompidos no 11° dia em todos os indivíduos, e estes receberam alta com um antagonista opiáceo, naltrexona, 25-50 mg para evitar que recaíssem no consumo de opiáceos após a desintoxicação.

O objetivo principal do estudo era comparar a eficácia dos dois medicamentos no controlo da abstinência de opiáceos nos dois grupos.

Para avaliar a eficácia dos dois fármacos no controlo da abstinência de opiáceos, foi aplicada a clinical opiate withdrawal sale (COWS). A COWS tem 11 itens (cada item com 0 a 4 ou 5 pontos) que incluem sintomas subjectivos e objectivos. A escala COWS foi utilizada duas vezes por dia.

O desejo pela substância consumida ou craving, que era o objetivo secundário do estudo, foi avaliado através de uma escala visual analógica (EVA), na qual o doente marcou uma linha de 10 cm indicando o seu desejo pela substância consumida. Uma extremidade indicava a falta de interesse pela substância abusada (0 pontos) e a outra extremidade indicava o maior desejo pela mesma (100 pontos). A segurança dos dois medicamentos comparados foi avaliada tendo em conta o seu perfil de efeitos secundários.

CAPÍTULO 3

ANÁLISE ESTATÍSTICA

A análise estatística dos dados foi efectuada através do teste t de Student para diferenças de médias e os dados paramétricos foram expressos como média ± S.D. Os dados nominais foram analisados através do teste do qui-quadrado (X^2) ou

Teste exato de Fisher, conforme apropriado. Estes testes foram efectuados com dois lados e foram submetidos ao valor de P para determinar a sua significância. Qualquer valor ($P < 0,05$) foi considerado estatisticamente significativo, caso contrário, não significativo. A análise dos dados foi efectuada utilizando o pacote estatístico SPSS versão 20.

Critérios do DSM-IV-R para a dependência de opiáceos

Utilização de opiáceos num padrão desadaptativo que conduz a perturbação ou sofrimento clinicamente significativo, manifestado por >3 dos seguintes factores (ocorridos em qualquer altura no mesmo período de 12 meses)

- **Tolerância**, definida por um dos seguintes factores
  - Necessidade de quantidades acentuadamente elevadas de opiáceos para atingir a intoxicação ou o efeito desejado.
  - Experimentar uma diminuição acentuada do efeito com a utilização continuada da mesma quantidade de opiáceos.
- **Retirada**, manifestada por uma das seguintes situações:
  - Experimentar a síndrome de abstinência caraterística dos opiáceos.
  - Tomar opiáceos (ou uma substância estreitamente relacionada) para aliviar ou evitar os sintomas de abstinência.
- Utilizar quantidades maiores de opiáceos ou tomá-los durante um período maior do que o previsto.
- Desejo persistente ou esforços infrutíferos para reduzir ou controlar o consumo.
- Passar mais tempo em actividades necessárias para obter opiáceos (por exemplo,

visitar vários médicos ou conduzir longas distâncias), consumir opiáceos ou recuperar dos seus efeitos.

- Redução ou abandono de actividades sociais, profissionais ou recreativas importantes devido ao consumo de opiáceos.
- Consumo continuado de opiáceos, apesar de se saber que os opiáceos estão provavelmente a causar ou a agravar um problema físico ou fisiológico persistente ou recorrente (por exemplo, consumo de opiáceos apesar de se reconhecer a depressão induzida por opiáceos).

CAPÍTULO 4

ESCALA CLÍNICA DE ABSTINÊNCIA DE OPIÁCEOS (COWS)

1. Resting pulse rate:
Measured after patient is sitting or lying for 1 minute

Pulse rate 80 or below ☐0
Pulse rate 81-100 ☐1
Pulse rate 101-120 ☐2
Pulse rate greater than 120 ☐4

___ ___ ___ bpm

2. GI upset:
Over last ½ hour

No GI symptoms ☐0
Stomach cramps ☐1
Nausea or loose stool ☐2
Vomiting or diarrhea ☐3
Multiple episodes of diarrhea or vomiting ☐5

3. Sweating:
Over past ½ hour not accounted for by room temperature or patient activity

No report of chills or flushing ☐0
Subject report of chills or flushing ☐1
Flushed or observable moistness on face ☐2
Beads of sweat on brow or face ☐3
Sweat streaming off face ☐4

4. Tremor:
Observation of outstretched hands

No tremor ☐0
Tremor can be felt, but not observed ☐1
Slight tremor observable ☐2
Gross tremor or muscle twitching ☐4

5. Restlessness:
Observation during assessment

Able to sit still ☐0
Reports difficulty sitting still, but is able to do so ☐1
Frequent shifting or extraneous movements of legs/arms ☐3
Unable to sit still for more than a few seconds ☐5

6. Yawning:
Observation during assessment

No yawning ☐0
Yawning once or twice during assessment ☐1
Yawning three or more times during assessment ☐2
Yawning several times per minute ☐4

ESCALA CLÍNICA DE RETIRADA DE OPIATO (COWS) (Contd)

7. Pupil size
- Pupils pinned or normal size for room light ❑0
- Pupils possibly larger than normal for room light ❑1
- Pupils moderately dilated ❑2
- Pupils so dilated that only the rim of the iris is visible ❑5

8. Anxiety or irritability
- None ❑0
- Patient reports increasing irritability or anxiousness ❑1
- Patient obviously irritable or anxious ❑2
- Patient so irritable or anxious that participation in the assessment is difficult ❑4

9. Bone or joint aches:
If patient was having pain previously, only the additional components attributed to opiate withdrawal is scored
- Not present ❑0
- Mild diffuse discomfort ❑1
- Patient reports severe diffuse aching of joints/muscles ❑2
- Patient is rubbing joints or muscles and is unable to sit still because of discomfort ❑4

10. Gooseflesh skin
- Skin is smooth ❑0
- Piloerection of skin can be felt or hairs standing on arms ❑3
- Prominent piloerection ❑5

11. Runny nose or tearing:
Not accounted for by cold symptoms or allergies
- Not present ❑0
- Nasal stuffiness or unusually moist eyes ❑1
- Nose constantly running or tears streaming down cheeks ❑4

ESCALA VISUAL ANALÓGICA (VAS) PARA O DESEJO

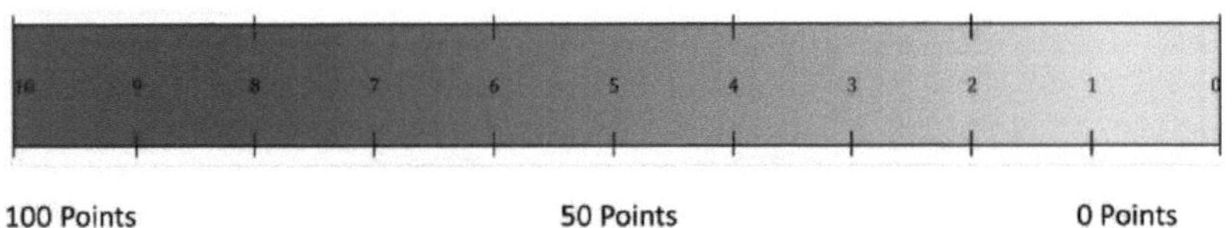

CONSORTE

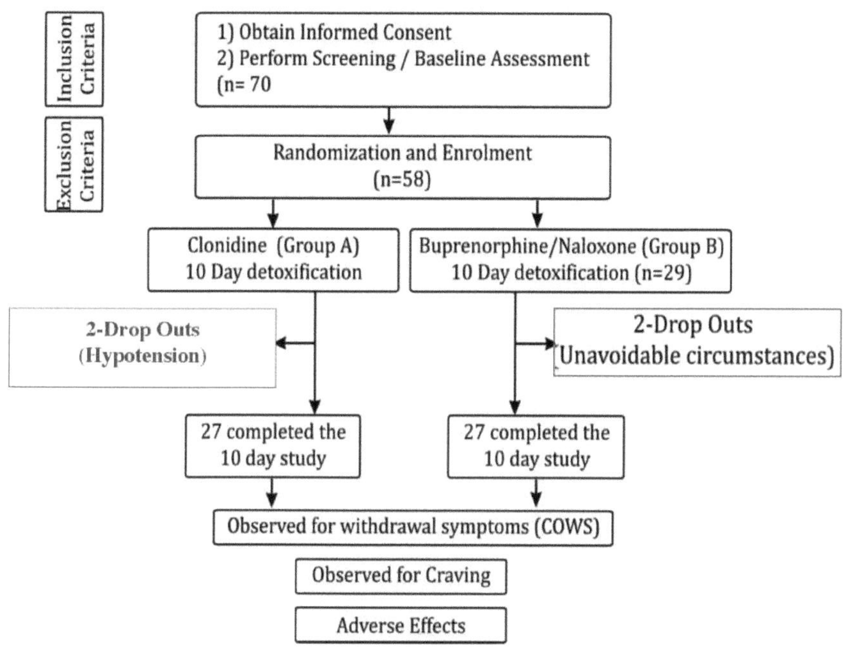

Quadro - 1

Distribuição etária dos participantes entre os dois grupos

Age in years	Group A (Clonidine)		Group B (Buprenorphine)		P Value
	n	%	n	%	
< 30	18	66.67	22	81.48	0.449 NS
30-40	6	22.22	3	11.11	
> 40	3	11.11	2	7.41	
Mean ± SD	28.70 ± 5.20		26.59 ± 4.13		0.104 NS

Os dois grupos eram comparáveis em termos de distribuição etária, como é evidente pelo valor p de 0,449 (> 0,05), que é estatisticamente não significativo.

A maioria dos indivíduos encontrava-se na faixa etária jovem, < 30 anos, tanto no grupo A (66,67%) como no grupo B (81,48%).

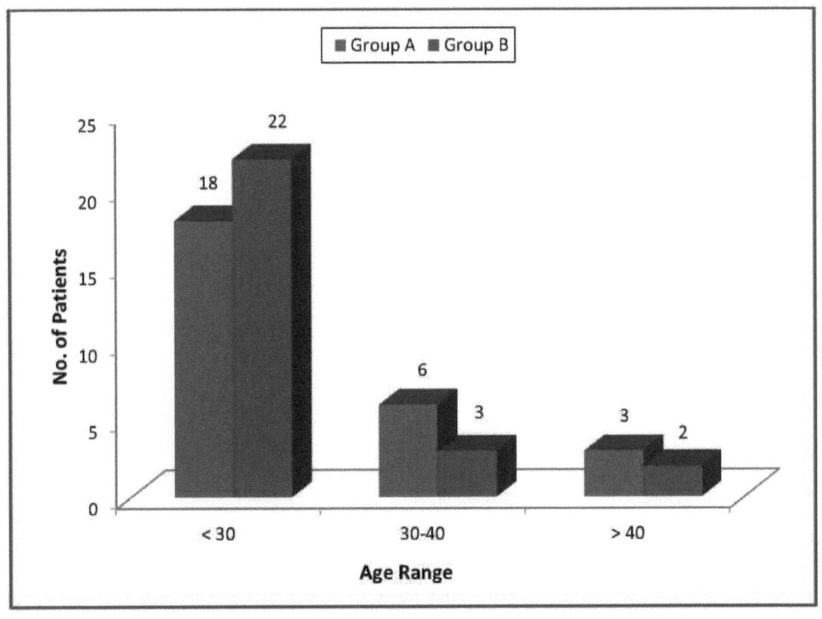

Quadro - 2

Nível de escolaridade dos participantes entre os dois grupos comparados

Educational Status	Group A		Group B		P value
	n	% age	n	% age	
Illiterate	4	14.81	3	11.1	0.920 NS
Upto Middle	8	29.63	8	29.63	
Under graduate	12	44.45	14	51.85	
Graduate	3	11.11	2	7.41	

Não houve diferença estatística significativa entre os dois grupos no que respeita ao nível de escolaridade.

A maioria dos participantes era alfabetizada, tanto no grupo A (85,85%) como no grupo B (88,88%).

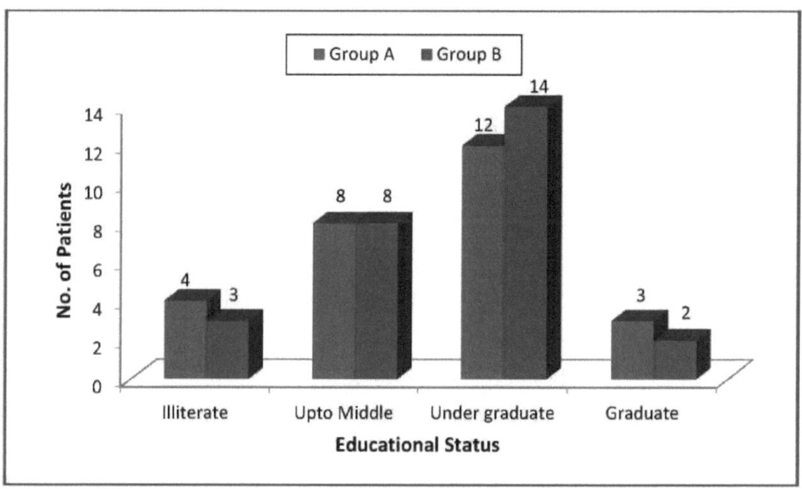

Quadro - 3
Distribuição dos participantes de acordo com a sua situação profissional

Employment status	Group A		Group B		P Value
	n	%	n	%	
Employed	18	66.66	19	70.38	**0.186 NS**
Unemployed	9	33.33	8	29.62	
Total	**27**	**100**	**27**	**100**	

Não houve diferença estatística significativa na situação de emprego dos indivíduos nos dois grupos, P > 0,05. A maioria dos participantes estava empregada tanto no grupo A

(66,66%) como no grupo B (70,38%).

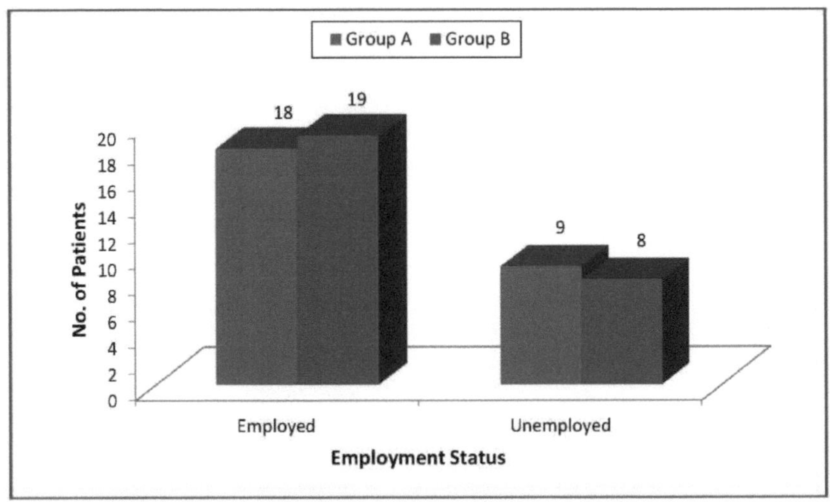

Quadro - 4

Distribuição dos participantes de acordo com o seu estado civil

Marital status	Group A		Group B		P Value
	n	%	n	%	
Married	8	29.6	9	22.2	**0.087 NS**
Unmarried	18	66.6	17	62.9	
Divorced	1	3.7	1	3.7	
Total	**27**	**100**	**27**	**100**	

Os dois grupos eram comparáveis no que respeita ao estado civil, P=0,087, o que é estatisticamente insignificante.

A maioria dos participantes não era casada, tanto no grupo A (66,66%) como no grupo B (62,96%).

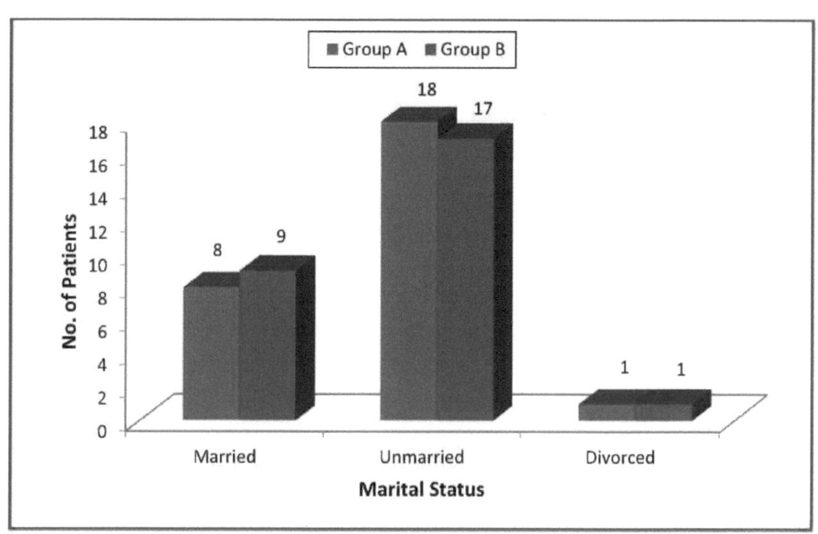

Tabela - 5
Distribuição dos participantes em função da duração do abuso

Years of abuse	Group A		Group B		P Value
	n	%	n	%	
≤3	9	33.3	15	55.5	**0.214 NS**
4-6	10	37.0	8	29.6	
7-10	3	11.1	3	11.1	
>10	5	18.5	1	3.7	
Mean ± SD	6.33 ± 3.14		5.14 ± 3.10		

Não houve diferença estatística significativa entre os dois grupos no que respeita à duração do abuso.

A maioria dos indivíduos abusava das substâncias há menos de 6 anos no grupo A (70,37%) e no grupo B (85,18%).

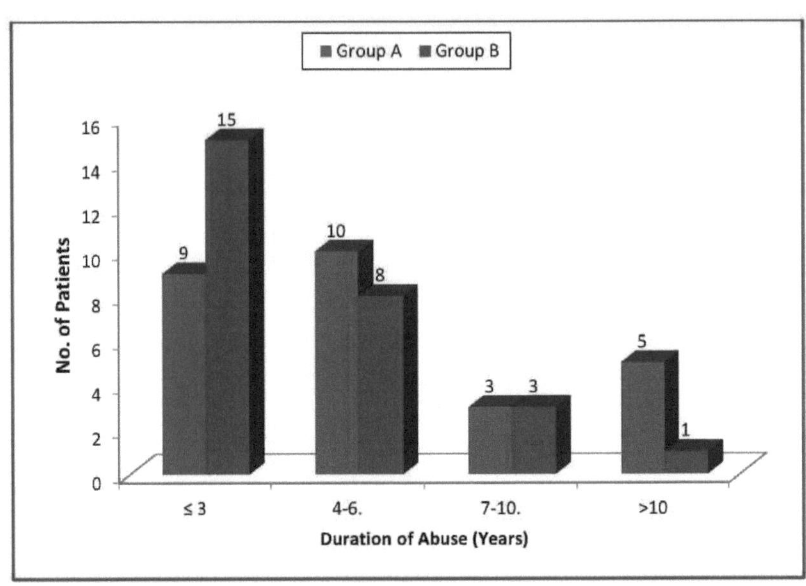

Tabela - *6*

Quantidade de heroína utilizada pelos participantes nos dois grupos

Amount of Heroin	**Group A (n=27)**		**Group B (n=27)**		**P Value**
	n	**(%)**	**n**	**(%)**	
≤ 2 g	4/27	14.82	0/27	0.00	0.038 (S)
>2 g	1/27	3.70	2/27	7.41	0.353 (NS)
Total	**5/27**	**18.51**	**2/27**	**7.410**	**0.224 (NS)**

Verificou-se uma diferença estatística significativa nos indivíduos que consumiram heroína ≤ 2 g entre os dois grupos, mas não foi encontrada qualquer diferença estatística significativa nos participantes que consumiram ≥ 2g de heroína e na comparação total dos dois grupos comparados.

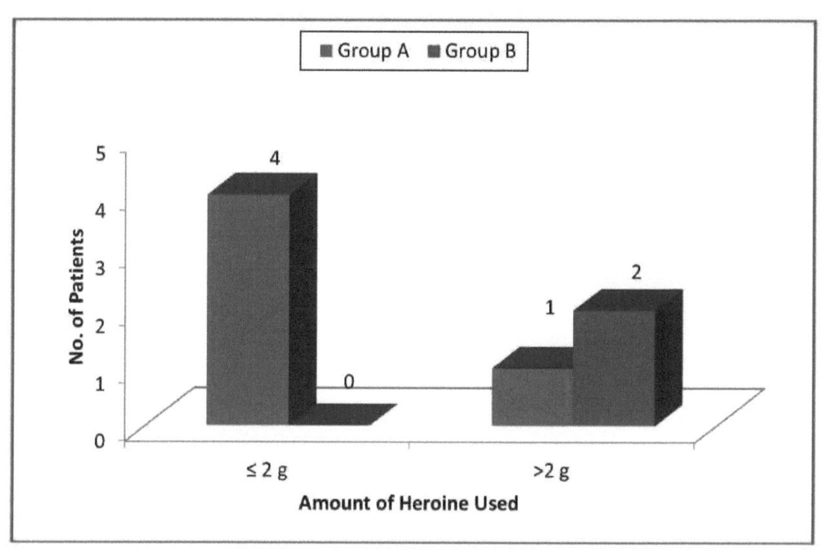

Tabela - 7

Quantidade de propoxifeno consumida pelos participantes

nos dois grupos comparados

Amount of Propoxyphene	Group A (n=27)		Group B (n=27)		P Value
	n	%	n	%	
≤ 480 mg (8 tab)	2/27	7.41	2/27	7.41	1.020 (NS)
>480 mg (> 8 tab)	2/27	7.41	3/27	11.11	0.639 (NS)
Total	**4/27**	**14.82**	**5/27**	**14.51**	**0.133 (NS)**

Os dois grupos eram comparáveis no que respeita à quantidade de

Utilização de propoxifeno.

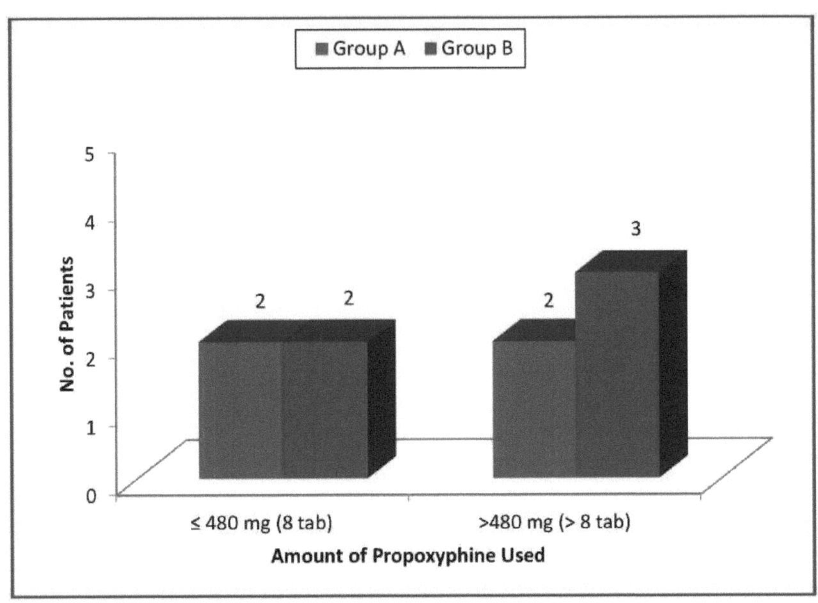

Tabela - 8

Distribuição dos participantes em função da via de consumo de drogas

Route of drug taken	Group 1		Group 2		Total	
	n	(%)	n	(%)	n	(%)
Oral	10	37.0	9	33.3	19	35.1
Chasing + Oral	5	18.5	6	22.2	11	20.3
I V + Oral	4	14.8	4	14.8	8	14.8
Chasing	5	18.5	2	7.4	7	12.9
I V	2	7.4	4	14.8	6	11.1
Chasing +I V + Oral	1	3.7	1	3.7	2	3.7
I V +I M + Oral	0	0	1	3.7	1	1.8
Total	**27**	**100**	**27**	**100**	**54**	**100**

A maioria dos indivíduos consumiu a droga por via oral (35%), seguida de perseguição ou inalação (12,9%) e IV (11,1%). (40,74%) dos participantes utilizaram mais do que uma via para consumir a droga.

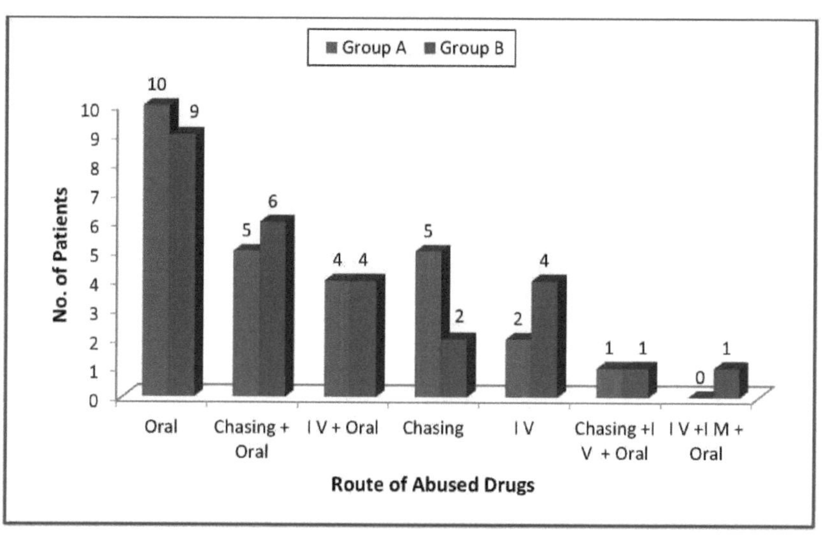
Group A
Group B
No. of Patients
10
9
8
7
6
5
4
3
2
1
0
10
9
5
6
4
4
5
2
2
4
1
1
0
1
Oral
Chasing + Oral
I V + Oral
Chasing
I V
Chasing +I V + Oral
I V +I M + Oral
Route of Abused Drugs

Tabela - 9

Distribuição dos participantes de acordo com o tipo de drogas consumidas

Type of abuse	Group 1		Group 2		Total	
	N	%	n	%	n	%
Propoxyphene	4	14.8	5	18.5	9	16.6
Heroin	5	18.5	2	7.4	7	12.9
Prop + Heroin	3	11.1	4	14.8	7	12.9
Prop + Codein	5	18.5	4	14.8	9	16.6
Prop + Pentazocine	3	11.1	2	7.4	5	9.2
Tramadol	2	7.4	3	11.1	5	9.2
Pentazocine	1	3.7	1	3.7	2	3.7
Crude opium	1	3.7	0	0	1	1.8
Prop +Tramadol	0	0	2	7.4	2	3.7
Pent +Her+ Cod	0	0	2	7.4	2	3.7
Heroin + Opium	1	3.7	1	3.7	2	3.7
Prop + Her+ Tem	1	3.7	0	0	1	1.8
Prop + Her + Cod	1	3.7	1	3.7	2	3.7
Total	**27**	**100**	**27**	**100**	**54**	**100**

O propoxifeno (16,66%) e a heroína (12,90%) foram as duas principais drogas consumidas pelos indivíduos.

Mais de metade (55,55%) dos participantes consumia dois ou mais medicamentos em simultâneo.

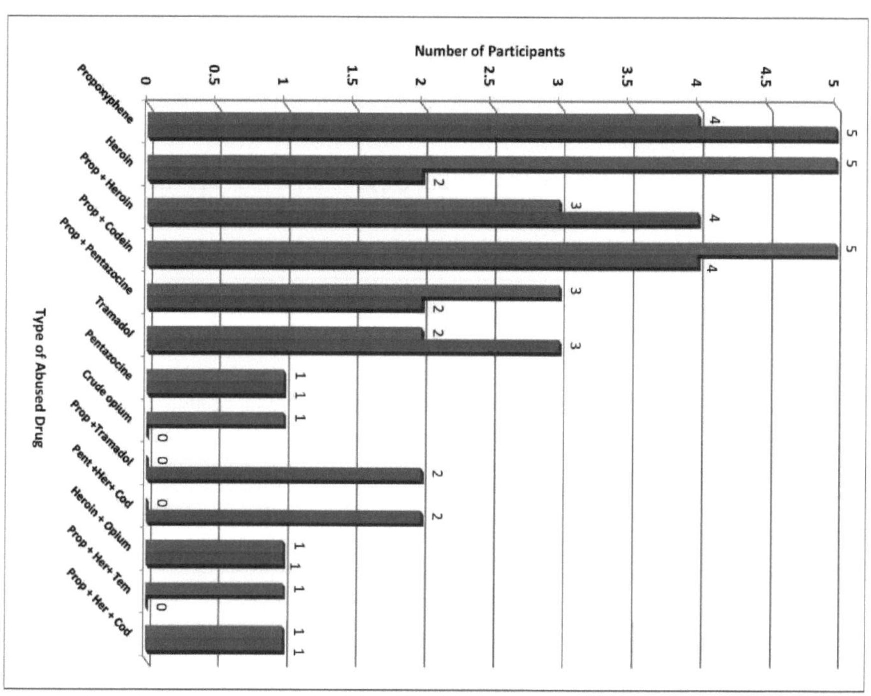

Tabela - 10

Comparação da pontuação COWS entre os dois grupos no dia 1

COWS Score	Mean ± S.D	P Value
Group A	11.37 ± 3.00	0.960 (NS)
Group B	11.41 ± 2.71	

A pontuação COWS de base dos indivíduos no dia 1 foi comparável entre os dois grupos. Não foi encontrada qualquer diferença estatística significativa, tal como indicado pelo valor P de 0,960 (> 0,05).

Tabela - 11

Comparação da pontuação COWS entre os dois grupos no dia 2

COWS Score	Mean ± S.D	P Value
Group A	22.81 ±4.92	0.420 NS
Group B	23.81 ±4.06	

Verificou-se uma diferença estatística não significativa da pontuação COWS no dia 2 entre os dois grupos comparados, P=0,420. O pico da pontuação de abstinência foi observado no dia 2 em ambos os grupos, uma vez que a maioria deles estava a consumir opiáceos de ação curta.

Tabela - 12

Comparação da pontuação COWS entre os dois grupos no dia 3

COWS Score	Mean ± S.D	P Value
Group A	14.85 ±3.43	0.003 (S)
Group B	11.67 ±2.40	

Os participantes demonstraram uma diferença estatística significativa da pontuação COWS no dia 3 nos dois grupos comparados, P=0,003 que é significativo (<0,05). Os indivíduos do grupo B (grupo da buprenorfina) tiveram uma pontuação COWS menor, demonstrando a sua superioridade no controlo da abstinência.

Tabela - 13

Comparação da pontuação COWS entre os dois grupos no dia 4

COWS Score	Mean ± S.D	P Value
Group A	9.15 ±2.30	0.001 (S)
Group B	5.33 ±1.47	

Os participantes continuaram a apresentar diferenças estatísticas significativas do COWS Score no dia 4 também em dois grupos comparados, P=0,001, que é <0,05.

Tabela - 14

Comparação da pontuação COWS entre os dois grupos no dia 5

COWS Score	Mean ± S.D	P Value
Group A	5.11 ±1.97	0.001 (Significant)
Group B	2.11 ±0.80	

A diferença da pontuação COWS foi evidente no dia 5 também com um valor de P de 0,001, que é significativo (< 0,05).

Tabela - 15

Comparação da pontuação COWS entre os dois grupos no dia 6

COWS Score	Mean ± S.D	P Value
Group A	2.56 ±1.40	0.001(S)
Group B	0.30 ±0.61	

Observou-se que a diferença estatística significativa da Pontuação COWS foi encontrada até o dia 6 entre os dois grupos, P = 0,001 (<0,05). Não houve diferença estatística significativa da Pontuação COWS após o dia 6 entre os dois grupos, pois na maioria dos indivíduos a Pontuação de retirada foi insignificante após o dia 6 em ambos os grupos.

Pontuação média de COWS em dias

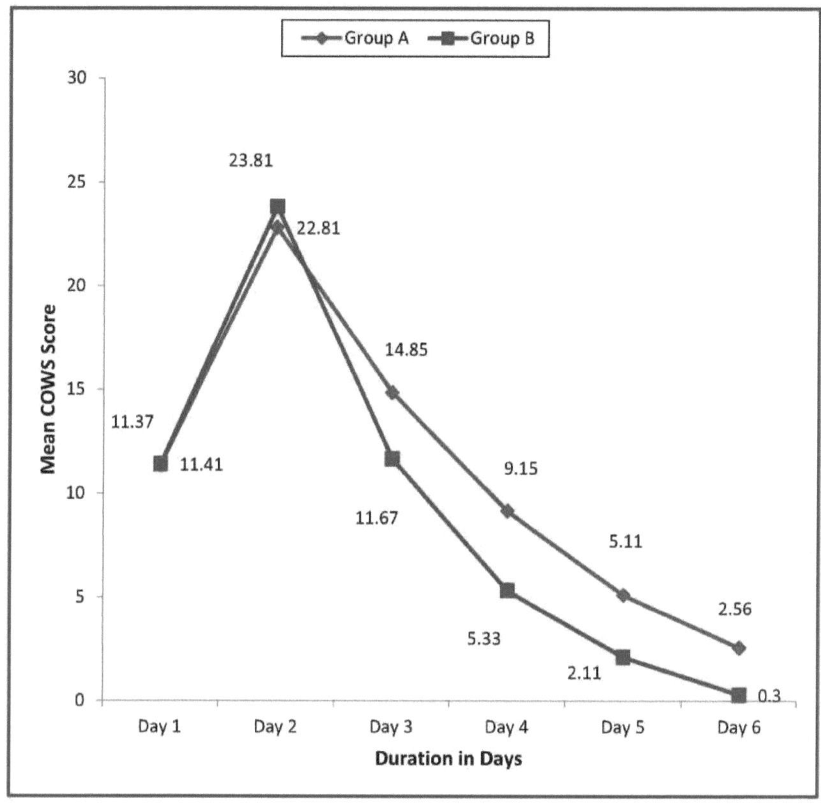

Os indivíduos do grupo B (grupo da buprenorfina) obtiveram pontuações COWS mais baixas em comparação com os indivíduos do grupo A (grupo da clonidina), de dia 3 em diante, demonstrando a sua superioridade no controlo da retirada.

Tabela - 16

Comparação da pontuação de desejo entre os dois grupos no dia 1

Craving Score	Mean ± S.D	P Value
Group A	87.41 ±9.84	0.280 (NS)
Group B	90.40 ±10.20	

A pontuação da linha de base do desejo foi comparável no dia 1, P = 0,280, que é> 0,05 e, portanto, insignificante.

Tabela - 17

Comparação da pontuação de desejo entre os dois grupos no dia 2

Craving Score	Mean ± S.D	P Value
Group A	66.30 ± 10.80	0.001 (S)
Group B	47.40 ±12.90	

Foi encontrada uma diferença estatística significativa da pontuação de desejo no dia 2 nos dois grupos comparados, P=0,001(<0,05). Os doentes do grupo B (grupo da buprenorfina) apresentaram uma pontuação de desejo menor, o que indica uma menor necessidade de consumir a substância abusada.

Tabela - 18

Comparação da pontuação de desejo no dia 3

Craving Score	Mean ± S.D	P Value
Group A	41.90 ± 11.80	0.001 (S)
Group B	22.63 ±8.58	

Os sujeitos apresentaram uma diferença estatística significativa de Craving Pontuação também no dia 3, como é evidente no valor P de (< 0,05).

Tabela - 19

Comparação da pontuação de desejo entre os dois grupos no dia 4

Craving Score	Mean ± S.D	P Value
Group A	20.70 ± 10.40	0.001 (S)
Group B	5.60 ±10.50	

Os participantes do grupo B continuam a apresentar uma pontuação de desejo menor em comparação com o grupo A, e a diferença foi estatisticamente significativa.

Tabela - 20

Comparação da pontuação de desejo entre os dois grupos no dia 5

Craving Score	Mean ± S.D	P Value
Group A	7.78 ± 6.41	0.001 (S)
Group B	1.85 ±6.22	

Foi observada uma diferença estatística significativa na pontuação do desejo no 5º dia entre os dois grupos comparados.

Após o quinto dia, não houve comparação estatística dos sujeitos entre os dois grupos, uma vez que os sujeitos tinham um desejo insignificante pela substância consumida.

Pontuação média de desejo em dias

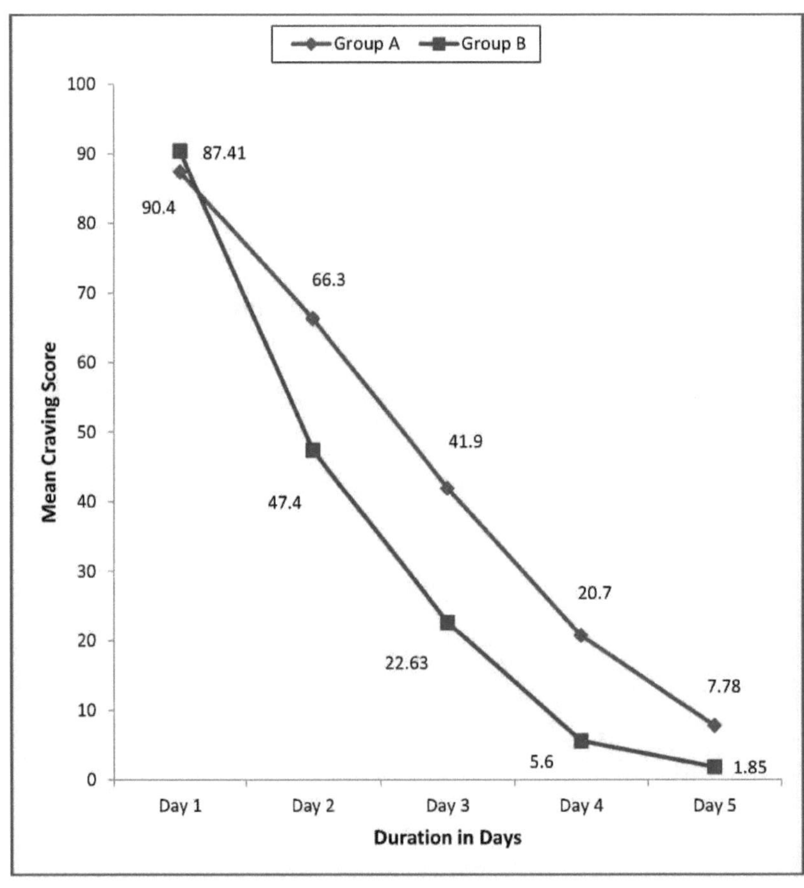

CAPÍTULO 5

A pontuação média do desejo dos participantes do grupo B (grupo da buprenorfina) foi inferior à dos participantes do grupo A (grupo da clonidina) a partir do segundo dia, demonstrando a sua superioridade no controlo do desejo pela droga consumida.

O consumo ilícito de opiáceos tem um grande impacto na sociedade. Implica um aumento significativo da mortalidade e da morbilidade, da marginalização e do comportamento criminoso. Ao longo dos anos, a ameaça da toxicodependência tem aumentado a um ritmo alarmante em todo o mundo e a Caxemira não é exceção. O consumo de produtos opiáceos, em particular, aumentou no passado recente nesta parte do mundo.[98]

O desenvolvimento de um tratamento eficaz para a dependência de opiáceos é de grande importância, dadas as consequências devastadoras da doença. As farmacoterapias para a dependência de opiáceos incluem agonistas opiáceos, agonistas parciais, antagonistas opiáceos e agonistas alfa-2-adrenérgicos, que se destinam quer à desintoxicação quer à manutenção a longo prazo dos agonistas. Os medicamentos agonistas e agonistas parciais são normalmente utilizados tanto para fins de manutenção como de desintoxicação, ao passo que os medicamentos agonistas alfa-2-adrenérgicos são utilizados principalmente para melhorar os resultados da desintoxicação. Os medicamentos antagonistas são utilizados para acelerar o processo de desintoxicação e são prescritos após a desintoxicação para ajudar a prevenir recaídas.

O presente estudo foi realizado com o objetivo de observar o padrão de consumo de opiáceos e comparar as diferentes modalidades de tratamento para o efeito. Uma vez que a desintoxicação é considerada o primeiro passo no tratamento da dependência de opiáceos, optámos por comparar a eficácia e a segurança de dois medicamentos de primeira linha, a clonidina e a buprenorfina, para o mesmo efeito. Os indivíduos com idades compreendidas entre os 15 e os 50 anos, com capacidade para compreender e dar o seu consentimento informado por escrito, que se apresentassem no Centro de Apoio à Dependência para tratamento entre 1 de março de 2012 e 30 deth agosto de 2013 e que satisfizessem os critérios do Manual de Diagnóstico e Estatística das Perturbações Mentais - IV (DSM-IV) da Associação Americana de Psiquiatria para a dependência de opiáceos foram incluídos no estudo. Inicialmente, foram avaliados 70 doentes que procuravam tratamento para a dependência, dos quais foram excluídos 16 indivíduos, quer por não preencherem os critérios de inclusão, quer por não quererem participar, tendo sido incluídos no estudo 54 indivíduos. Houve quatro desistências, duas de cada grupo. A hipotensão (PA< 90/60) foi a razão para os dois doentes excluídos do grupo da clonidina e dois participantes não puderam continuar o estudo no grupo da buprenorfina devido a circunstâncias inevitáveis durante o período de estudo. O volume relativamente pequeno da amostra pode ser justificado tendo em conta a dificuldade em obter os indivíduos com as caraterísticas necessárias e o estigma associado à toxicodependência, que impede o toxicodependente de procurar tratamento.

O período de 10 dias foi selecionado como a duração do estudo, reflectindo o período típico da fase aguda da abstinência de opiáceos. Os estudos que implicam a administração de buprenorfina durante mais de 10 dias tendem a centrar-se na capacidade da buprenorfina para substituir a heroína ou a metadona, o que reflecte a utilização da buprenorfina como tratamento de manutenção e não como tratamento de desabituação. Além disso, espera-se que a abstinência após mais de 10 dias de administração de buprenorfina reflicta a abstinência da dependência da buprenorfina, por oposição à abstinência mais comum da heroína ou de qualquer outro opióide .[49]

Em todo o mundo, tem-se verificado que a maior parte das pessoas do grupo etário jovem está envolvida na toxicodependência, porque é a idade mais vulnerável. No presente estudo, a idade média dos indivíduos era de 27,64 ± 4,60 anos, o que indica que, também aqui, um grupo etário relativamente jovem está envolvido na dependência de opiáceos. Um estudo comunitário sobre toxicodependentes em Caxemira, realizado por Margoob MA et al[86] (2005), indicou que a maioria dos toxicodependentes tinha menos de 42 anos de idade. Do mesmo modo, Nigam et al[92] , no seu estudo sobre a população indiana, registaram uma idade média de 28,7 ± 7,2 anos nos seus indivíduos. Ambos são semelhantes aos nossos resultados.

A maioria dos participantes no nosso estudo era alfabetizada (86%), tinha emprego próprio ou público (66%) e era solteira (64,81%). Uma vez que o presente estudo foi realizado numa população urbana e a maioria dos participantes pertencia a um grupo etário relativamente jovem, isto pode justificar a percentagem mais elevada de alfabetização, emprego e estado de solteiro dos participantes. Resultados semelhantes foram relatados por Ziaddinni et al, que referiram que 67,9% dos seus indivíduos estavam empregados e 52% eram solteiros, e por Nigam et al, que referiram que 91,7% dos indivíduos estavam empregados e 86,1% tinham escolaridade inferior a 10 anos. De acordo com o último relatório publicado pelo UNODC, mais de metade do total de consumidores de opiáceos consome opiáceos, sobretudo heroína, nos países do Sul da Ásia. No presente estudo, verificou-se que o propoxifeno era a substância mais frequentemente consumida pelos nossos doentes (16,6%), seguida da heroína (12,9%). As razões para a maior proporção de indivíduos que consomem opiáceos farmacêuticos desviados, como o propoxifeno, podem dever-se à sua fácil acessibilidade no mercado negro. Por isso, a erradicação da doença da toxicodependência exige um esforço multidisciplinar e as autoridades policiais e de aplicação da lei têm um papel importante a desempenhar no seu controlo. A média de anos de consumo de opiáceos no presente estudo foi de 5,73 ± 3,12 anos. Resultados semelhantes foram comunicados por Margoob et al[99] , que efectuaram um estudo epidemiológico que revelou que 41,65% dos doentes consumiram substâncias durante um período superior a 5 anos e apenas 5,94% tomaram medicamentos durante menos de um ano. No seu estudo, Nigam et al referiram que a média de anos de consumo era de 4-5 anos e, no estudo realizado por Ziaddinni et al, a média de anos de utilização de opiáceos foi de 8,0 ± 4,20 anos, sendo ambos semelhantes aos nossos resultados.

O objetivo primário do nosso estudo foi comparar a eficácia da clonidina e da buprenorfina no controlo das crises de abstinência em consumidores de opiáceos. Para o efeito, foi utilizada a escala clínica de abstinência de opiáceos (uma medida da pontuação de abstinência). Como esperado, a pontuação COWS de base no dia 1 foi comparável para os dois grupos. As pontuações médias de abstinência no dia 1 foram de 11,37 ± 3,00 vs 11,41 ± 2,71 no grupo A e no grupo B, respetivamente. As pontuações COWS médias máximas foram observadas no dia 2, que foram 22,81 ± 4,92 vs 23,81 ± 4,06 respetivamente para os dois grupos comparados A e B, e foram comparáveis e estatisticamente insignificantes. Resultados semelhantes foram relatados por Nigam et al (1993), que relataram uma pontuação média de COWS de 11,81 ± 9,24 vs. 11,08 ± 9,72 para o dia 1 e 20,19 ± 8,55 vs. 16,21 ± 8,39 para o dia 2, respetivamente, para os dois grupos comparados, o que foi estatisticamente não significativo. Os resultados de Ziaaddini et al (2010) também foram semelhantes aos do presente estudo a este respeito, que observaram que as pontuações médias do COWS nos dois primeiros dias foram estatisticamente não significativas nos dois grupos comparados. As pontuações relatadas foram 12,6 ± 1,3 vs. 7,1 ± 1,0 para o dia 1 e 19,3 ± 1,5 vs. 13,3 ± 1,3 para o dia 2, respetivamente, para os dois grupos. Uma vez que a maioria dos indivíduos no presente estudo consumiu produtos farmacêuticos opiáceos desviados (propoxifeno) e heroína, que são substâncias de meia-vida curta, o pico da pontuação COWS foi observado apenas no dia 2. Os sujeitos mostraram uma diferença estatisticamente significativa nas suas pontuações de abstinência a partir do dia 3 nos dois grupos, e as pontuações médias do COWS foram 14,85 ± 3,43 vs 11,67 + 2,40, p=0,003 para o grupo A e o grupo B, indicando que os doentes do grupo B que receberam buprenorfina tiveram uma pontuação de abstinência mais baixa em comparação com o grupo da clonidina, demonstrando a sua superioridade no controlo das abstinências de opiáceos. Nigam et al e Ziaaddini et al fizeram observações semelhantes, tendo também verificado que as pontuações de abstinência apresentavam uma diferença estatística significativa que favorecia a superioridade da buprenorfina em relação à clonidina a partir do terceiro dia nos seus estudos. As pontuações médias de COWS relatadas foram 20,19 ± 6,17 vs. 13,82 ± 7,83, p< 0,001 para o grupo A e o grupo B por Nigam e pontuações médias de retirada de 16,8 ± 2,00 vs. 10,5 ± 1,2, p< 0,001 para os dois grupos respectivos por Ziaaddini. No nosso estudo, observámos pontuações médias de COWS de 9,15 ± 2,30 vs. 5,33 ± 1,47, p = 0,001 no dia 4, 5,11 ± 1,97 vs. 2,11 ± 0,80, p = 0,001 no dia 5 e 2,56 ± 1,40 vs. 0,30 ± 0,61, p = 0,001 no dia 6, respetivamente para o grupo A e o grupo B, todas estas pontuações foram estatisticamente significativas, favorecendo a buprenorfina. Nigam et al. efectuaram observações semelhantes, tendo registado valores médios de abstinência de 15,90 ± 6,84 vs. 10,34 ± 5,85, p<0,005 no 4.º dia, 11,91 ± 4,93 vs. 7,48 ± 5,99, p<0,005 no 5.º dia e 8,10 ± 3,79 vs. 5,16 ± 5,12, p<0,005 no 6. No estudo realizado por Ziaaddini, a significância estatística entre os dois grupos comparados foi observada apenas até o dia 5. As pontuações médias do COWS registadas foram 16,8 ± 2,00 vs. 10,50, p<0,005 no dia 4, e 5,70 ± 1,00 vs. 1,7± 0,40, p<0,005 no dia 5, respetivamente para o grupo A e o grupo B. Não foi possível encontrar qualquer significado estatístico entre os dois grupos comparados no que diz respeito à pontuação média do COWS a partir do dia 7. Isto indica que, no final do período de estudo, a buprenorfina perde a sua superioridade em relação à clonidina e ambos os fármacos se revelam comparáveis a partir daí. Cheskin[63] (1994), que comparou uma dose elevada de buprenorfina, num regime de 3 dias, com a clonidina padrão de 5 dias, para atenuar os sinais e sintomas da síndrome de abstinência aguda de opiáceos durante a desintoxicação rápida da heroína. Não houve diferença significativa entre os grupos da buprenorfina e da clonidina em 5 medidas subjectivas e 6 medidas fisiológicas. No entanto, a clonidina provocou uma diminuição da pressão arterial e a buprenorfina proporcionou um alívio precoce mais eficaz dos sintomas de abstinência. Do mesmo modo, num estudo efectuado por Oreskovich[81] (2005), o autor referiu que a supressão da abstinência foi conseguida nas primeiras 24 horas de tratamento em 10 de 20 (50%) pessoas tratadas com buprenorfina e numa de nove (11%) pessoas tratadas com clonidina. Além disso, foi referido que as pontuações COWS foram significativamente menores no grupo da buprenorfina ao longo dos cinco dias de tratamento. Embora os resultados da maioria dos estudos sejam semelhantes aos do presente ensaio, há relatórios que são contraditórios com o nosso estudo. Em dois estudos, um realizado por Collins[100] (2005) e outro por Umbricht[80] (2003), ambos não registaram qualquer diferença significativa na gravidade da abstinência para os grupos tratados com buprenorfina, em comparação com os tratados com clonidina. A diferença entre estes estudos e os resultados do nosso estudo pode dever-se a um número diferente de amostras, ao consumo de opiáceos com potências diferentes, à diferença nos períodos de desintoxicação durante os regimes e também ao metabolismo diferente da droga nos indivíduos.

Embora a conclusão do tratamento não tenha sido o parâmetro de interesse no nosso estudo, a maioria dos estudos confirmou que a buprenorfina é superior à clonidina também neste aspeto. Os resultados dos estudos da National Drug Abuse Clinical Trials Network (CTN)[84] demonstraram este sucesso tanto em regime de internamento como de ambulatório. Um número significativamente maior de pacientes internados que receberam buprenorfina (74%) completou um programa de redução de 13 dias e forneceu amostras de urina negativas para opiáceos do que aqueles que receberam clonidina (8%) ($p< 0,0001$). Em ambulatório, 29% dos participantes que receberam buprenorfina concluíram o programa de 13 dias e forneceram amostras de urina negativas para opiáceos, em comparação com 5% no grupo da clonidina. Entre os pacientes ambulatoriais designados para a clonidina, a taxa de retenção/sucesso foi significativamente menor ($p < 0,0001$). Neste ensaio clínico, o grupo Bup-Nax teve significativamente poucos sintomas de abstinência documentados pela pontuação média do COWS de 3,8 ± 2,2, em comparação com o grupo da clonidina, onde a pontuação média do COWS foi de 7,4 ± 3,6, p <0,001. Nos pacientes que completaram o tratamento, tanto o grupo Bup-Nax (3,5 ± 1,8) como o grupo clonidina (3,7 ± 1,9) produziram pontuações sumárias COWS semelhantes.

O único estudo que confirmou a superioridade da clonidina em relação à buprenorfina foi o de Telias et al[101] (2000), que registou uma taxa de sucesso de (73%) em 82 indivíduos desintoxicados com buprenorfina e de (81%) em 32 desintoxicados com clonidina.

O ponto **final secundário** do nosso estudo foi comparar a eficácia dos dois medicamentos no controlo do desejo (craving) pela substância consumida. No presente estudo, os indivíduos eram comparáveis no dia 1 a este respeito, apresentando uma pontuação média de desejo inicial de 87,41 ± 9,84 vs 90,40 ± 10,20, p=0,280, respetivamente para o grupo A e o grupo B, o que foi estatisticamente insignificante. Os dois grupos mostraram uma diferença estatística significativa nas suas pontuações de desejo a partir do segundo dia, e as respectivas pontuações médias de desejo para o grupo A e o grupo B foram 66,30 ± 10,80 vs. 47,40 ± 12,90, p=0,001, no segundo dia, indicando que os doentes do grupo B (grupo da buprenorfina) tinham uma pontuação de desejo menor, logo, um menor desejo pela substância abusada. As pontuações médias de desejo comparadas foram de 41,90 ± 11,80 vs. 22,63 ± 8,58, p=0,001, no dia 3, 20,70 ± 10,40 vs. 5,60 ± 10,50, p=0,001, no dia 4 e 7,78± 6,41 vs. 1,85± 6,22, p=0,001, no dia 5, respetivamente para o grupo A e o grupo B, sendo todas estatisticamente significativas, favorecendo a buprenorfina. Observou-se que a diferença nas pontuações do desejo era estatisticamente insignificante após o dia 6, entre os dois grupos. Ziaaddini et al (2010) apresentaram resultados semelhantes, com pontuações médias de desejo comparáveis de 96,2 ± 1,1 vs. 89,2 ± 1,8 no dia 1, respetivamente para os indivíduos dos grupos da clonidina e da buprenorfina. As pontuações médias de desejo registadas foram de 88,1 ± 2,1 vs. 76,2 ± 2,8, p<0,001, no dia 2, 81,0 ± 3,1 vs. 68,5 ± 3,1, p<0,001, no dia 3, e 67,5 ± 3,5 vs. 55,1 ± 3,0, p<0,001, no dia 5, respetivamente para os grupos da clonidina e da buprenorfina, sendo todos estes valores estatisticamente significativos a favor da buprenorfina. Cheskin (1994)[63] verificou que o pico médio de "desejo" e "necessidade" de um opiáceo durante os primeiros três dias era mais baixo para os indivíduos tratados com buprenorfina do que para os tratados com clonidina, o que também favorece os resultados do presente estudo.

De acordo com o National Institute of Drug Abuse Clinical Trial Network (CTN)[84] , a análise das pontuações de desejo no estudo de doentes utilizando a EVA mostrou uma diferença estatisticamente significativa entre os grupos, com o Bup-Nax a produzir classificações de desejo médias mais baixas de 29,1 ± 19.1 do que a clonidina, onde o desejo médio foi de 51,5 ± 28,4, p< 0,001, mas nos pacientes que concluíram o tratamento, não foi encontrada qualquer diferença significativa e as pontuações médias de desejo registadas foram de 24,5 ± 15,5 vs. 23,4 ± 13,0 (p>0,05), respetivamente para os grupos da buprenorfina e da clonidina. Assim, a superioridade da buprenorfina em relação à clonidina no controlo do desejo de consumir a substância abusada foi confirmada pela maioria dos estudos. O único estudo que apresentou um resultado contraditório foi o ensaio clínico efectuado por Janiri (1994),[102] , que afirmou que o item "desejo de droga" não parecia ser sensível à clonidina ou à buprenorfina.

Do ponto de vista farmacológico, a buprenorfina, sendo um agonista opióide parcial, controla melhor o desejo de consumir a droga do que a clonidina, que, sendo um agonista adrenérgico, não actua sobre estes receptores .[1]

Dosagem do medicamento: No presente estudo, a clonidina foi usada na faixa de dose de 50 a 200 µg em doses divididas, a dose máxima coincidiu com o pico de retirada do dia 2 a 4. Nigam et al usaram 300 a 900 µg de clonidina em seu estudo em três doses iguais, enquanto Ziaaddinni selecionou a dose de 200 a 600 µg para os participantes do grupo clonidina. A menor quantidade de dose de clonidina em nosso estudo pode ser devido ao consumo de opioides com efeitos leves e metabolismo de drogas diferente em nossos indivíduos.

No presente estudo, a Buprenorfina/Naloxona foi utilizada por via sublingual na gama de doses de 2/0,5 a 8/2 mg em duas doses divididas. A quantidade mais elevada de fármaco foi administrada entre os dias 2 e 5, uma vez que o pico da pontuação COWS e o desejo de consumir a substância abusada foram observados durante esses dias. Os pormenores da dosagem de buprenorfina na desintoxicação de opiáceos apresentam uma maior variabilidade entre os outros estudos. Janiri[102] (1994) administrou a buprenorfina por injeção intramuscular, mas nos restantes estudos observou-se que a buprenorfina foi administrada por via sublingual. A dose inicial, o padrão e a duração total da administração de buprenorfina variaram. Nigam (1993) utilizou a dose mais baixa de 0,6 mg/dia (administrada sob a forma de comprimidos sublinguais) até ao máximo de 1,2 mg/dia, mas no outro extremo da gama, Umbricht[80] (1999) administrou aos participantes 12 mg (sob a forma de solução sublingual) em duas doses divididas no primeiro dia de tratamento. Cheskin[63] (1994) administrou 17 mg de buprenorfina (sob a forma de solução sublingual) durante 3 dias, com um máximo de 2 mg/dose. O'Connor[65] (1997) administrou 3 mg/dia (solução sublingual não especificada) durante três dias, antes de iniciar o tratamento com uma combinação de clonidina e naltrexona. As provas sugerem que a dose óptima de buprenorfina/naloxona sublingual para reduzir os efeitos agonistas da heroína e de outros opiáceos pode ser superior a 2 mg/0,5 mg mas inferior a 32 mg/8 mg[103] . Assim, a dose óptima da combinação Bup-Nax para a desintoxicação de opiáceos pode ser variável, dependendo da potência da substância abusada, da duração do abuso e da diferença individual no metabolismo da droga .[104]

Efeitos colaterais: 2 de 27 pacientes (7,40%) no grupo clonidina desenvolveram hipotensão (B.P. <90/60 mmHg) e foram retirados do estudo, 6 de 27 pacientes (22%) reclamaram de tontura e 3 de 27 pacientes (11%) em clonidina relataram boca seca, não houve outro efeito colateral relatado pelos participantes deste grupo. Existe uma grande proximidade entre os efeitos secundários da abstinência de opiáceos e os da buprenorfina, que são difíceis de diferenciar. 10 indivíduos (37%) do grupo da buprenorfina queixaram-se de dores de cabeça, que foram ligeiras e toleráveis, 8 deles (29,6%) referiram obstipação e 6 (22%) tiveram náuseas durante o estudo. Outros estudos efectuados sobre a desintoxicação de opiáceos observaram resultados semelhantes. Nigam (1993) referiu que 3 doentes que receberam clonidina foram retirados do seu estudo devido a hipotensão. A maioria dos seus doentes (80%) deste grupo queixou-se de tonturas. A boca seca (48%) e a obstipação (33%) foram outros efeitos secundários. As náuseas (17%), os vómitos (17%) e a obstipação (13%) foram os efeitos secundários mais comuns comunicados pelos doentes que receberam buprenorfina no seu estudo. Lintzeris[105] et al (2002), num ensaio aleatório controlado que comparou 5 dias de tratamento com buprenorfina (n=58) com um grupo de controlo (n=56) que recebeu clonidina durante 8 dias e outra medicação sintomática, recolheu os dados ao 35º dia. Não foram registados efeitos adversos graves, e 16/58 tratados com buprenorfina e 13/56 tratados com clonidina não relataram quaisquer efeitos adversos. A dor de cabeça (15/58 vs. 2/56) e a abstinência precipitada (4/58 vs. 0/56) foram mais comuns no grupo da buprenorfina. A sonolência (4/58 vs. 6/56), a letargia/cansaço (3/58 vs. 12/56), a boca seca (2/58 vs. 7/56), a hipotensão (1/58 vs. 15/56) e as tonturas foram registadas pelos indivíduos do grupo da clonidina. Umbricht et al (2003) também referiu que 2/16 no grupo da clonidina, mas nenhum no grupo da buprenorfina (n=21), foram descontinuados do seu estudo devido a pressão arterial sistólica baixa (<90mmHg) e bradicardia. Oreskovich[81] (2005) comunicou a proporção de ocasiões em que as doses de clonidina (ou placebo) foram suspensas devido a hipotensão. Ling et al[85] (2005) atribuíram 113 doentes internados e 231 doentes externos à desintoxicação assistida por buprenorfina-naltrexona ou clonidina numa proporção de 2:1. Tratou-se de um estudo pragmático e aberto. O número de efeitos secundários registados foi incluído como um resultado secundário. Foi notificado um número médio significativamente mais baixo de eventos adversos no grupo da buprenorfina-naltrexona em regime de internamento (M=1,3, DP 0,8) em comparação com o grupo da clonidina (M=2,4, DP 1,6), quando analisado por intenção de tratamento. Esta diferença perdeu-se na análise completa. No grupo de pacientes externos, a mesma diferença foi observada tanto na análise por intenção de tratar (M=0,7, DP 0,8 vs. M=1,2, DP 1,6) como na análise completa (M=0,6, DP 0,6 vs. M=1,1, DP 0,8). Collins[100] (2005) afirmou que não se registaram efeitos adversos graves no grupo da buprenorfina ou da clonidina. Ziaaddini (2010) afirmou que a clonidina foi descontinuada no dia 3rd em 2 dos seus doentes devido a tensão arterial baixa (90/60 mmHg) e 1 doente queixou-se de tonturas. No grupo que recebeu buprenorfina, não foi observado qualquer efeito secundário, exceto em 1 doente que sentiu euforia.

Os dados globais não sugerem qualquer diferença significativa entre a buprenorfina e a clonidina na incidência de efeitos adversos, exceto a hipotensão, embora em menor proporção, observada na maioria dos estudos com a clonidina. Pode concluir-se que estes dois medicamentos não têm efeitos secundários graves e são comparáveis entre si neste aspeto, mas o facto é que os indivíduos que recebem clonidina devem estar atentos a uma descida significativa da pressão arterial e, se detectada, o medicamento deve ser retirado imediatamente.

O presente estudo foi efectuado pelo departamento de farmacologia, Government Medical Collage, Srinagar, para comparar a eficácia e a segurança da clonidina e da buprenorfina na desintoxicação de opiáceos, tendo sido retiradas as seguintes conclusões do estudo:

- Tanto a clonidina como a buprenorfina foram eficazes no controlo da abstinência de opiáceos, e os participantes estavam livres de abstinência após o sexto dia em ambos os grupos.
- A buprenorfina foi superior à clonidina no controlo destas retiradas e a diferença na pontuação COWS entre os dois grupos atingiu significância estatística.
- Verificou-se que a buprenorfina é superior à clonidina na diminuição do desejo pela substância abusada e a diferença nas pontuações de desejo entre os dois grupos alcançou significância estatística.
- Considerando o perfil de efeitos secundários, não foi observada qualquer diferença significativa entre os doentes dos dois grupos comparados, exceto hipotensão, embora com uma proporção baixa, observada apenas nos indivíduos do grupo da clonidina.

Podemos concluir que tanto a clonidina como a buprenorfina são úteis no controlo da abstinência de opiáceos. Embora se tenha verificado que a buprenorfina é superior na diminuição da pontuação COWS e do desejo de consumir a droga, estes benefícios devem ser ponderados em relação ao potencial de abuso deste agonista parcial, para o qual foram apresentadas muitas evidências[106]. Hipotensão significativa, embora em menor proporção, tem sido frequentemente comunicada pelos doentes com clonidina, o que pode levar ao seu abandono, mas, ao mesmo tempo, este fármaco não tem potencial de abuso e é mais facilmente acessível do que a buprenorfina, que atualmente só é fornecida no nosso país após a devida aprovação do Drug Controller of India (DCI).

CAPÍTULO 6

Limitações do estudo

Seguem-se algumas limitações com que nos deparámos durante o presente estudo:

- Tratou-se de um estudo aberto, que tem os seus próprios inconvenientes.
- Tratou-se de um estudo em regime de internamento, pelo que os dois medicamentos não puderam ser comparados em regime de ambulatório.
- O número limitado de doentes recrutados no presente estudo pode ser justificado pela dificuldade em obter as amostras com as caraterísticas exigidas e pela falta de cooperação dos doentes, pelo que podem ser efectuados mais estudos com mais doentes para verificar os resultados no nosso contexto.
- Os doentes não foram seguidos para verificar o efeito dos dois medicamentos comparados na recaída da toxicodependência, para o que era necessário mais tempo.
- O teste de imunoensaio qualitativo foi utilizado para efeitos de rastreio e estes resultados não foram confirmados com métodos quantitativos mais precisos de cromatografia gasosa devido à falta dos recursos necessários.

1. Tony LY, Mark SW. Goodman e Gillman's The Pharmacological Basis of therapeutics. 12th Edition. New York: McGraw-Hill; 2011. Capítulo 18, Opioids, Analgesia, and pain management; p.481.

2 . Margoob MA. A ameaça da toxicodependência em Caxemira. Tendência, tradição ou trauma. Srinagar: Valley Book House; 2008.p. 6-8.

3. Amato L, Darvoli M, Perucci CA, Ferri M, Faggiano F, Mattick RP. An overview of systematic reviews of the effectiveness of opiate maintenance therapies: available evidence of inform clinical practice and research. J substance abuse treat 2005; 28:

321-29.

4. Ziedonis D, Brady K. Dual diagnosis in primary care: Detetar e tratar tanto a dependência como a doença mental. Med Clin North Am 1997; 81: 1017-36.

5. Brooner RK, King VL, Kidorf M, Schmidt CW jr, Bigelon GE. Psychiatric and substance use comorbidity among treatment seeking opioid abusers. Arch Gen Psychiatry 1997; 54: 71-80.

6. Hser YI, Hoffman V, Grella CE, e et al. A 3- year follow-up of narcotics addicts. Arch Gen Psychiatry 2001; 58: 503-8.

7 . Leshner AI. Addiction is a brain disease, and it matters. Science 1997; 278: 45-47.

8. McLellan AT. Avaliámos corretamente o tratamento da toxicodependência? Implications from a chronic care perspective. Addiction 2002; 97: 249-52.

9. Kosten TR, George TP. The neurobiology of opioid dependence: implications for treatment (A neurobiologia da dependência de opiáceos: implicações para o tratamento). Science and Practice Perspectives 2002; 1: 13-20.

10. Kreek MJ, LaForge KS, Butelman E. Pharmacotherapy of addictions. Nature Reviews 2002; 1: 710-26.

11. van Ree JM. Opioids and the dynamics of addiction. Eur Neuropsycho pharmacol 2002; 12 (Suppl. 3): S77-88.

12. Preda A. Opioid abuse. Site da Medscape. 2011 April 20.

13. Trescott AM, Datta S, Lee M, Hansan H. Opioid pharmacology. Pain Physician 2008; 11: S133-53.

14. Vaccarino AL, Kastin AJ. Endogenous opiates 2000. Peptides 2001 Dec; 12: 2257-

2328.

15. Koob GF, Le Moal M. Drug addiction: dysregulation of reward and allostasis. Neuropsycho pharmacology 2001 Feb; 24(2): 97129.

16. Nestler EJ. Molecular neurobiology of addiction. Am J addict 2001; 10(3): 201-17.

17. Galanter M, Kleber HD. Textbook of substance abuse treatment. American Psychiatric Publishing 2010. P.588.

18. Charles P. O'Brien. Goodman and Gillman's The Pharmacological basis of therapeutics. 12th ed. New York: McGraw-Hill; 2011. Capítulo 24, Toxicodependência; p.650.

19 . Wang J, Christo PJ. The influence of prescription monitoring programs on chronic pain management. Pain Physician 2009; 12 (3): 507-15.

20. SAMHSA. Gabinete de Estudos Aplicados. Results from the 2006 National Survey on Drug Use and National Findings. Publicado em 2007. Acedido em 2011, junho 23.

21. Departamento de Saúde e Serviços Humanos dos EUA. Gabinete de Estudos Aplicados, Administração dos Serviços de Abuso de Substâncias e Saúde Mental (SAMHSA). Rede de Alerta sobre o Abuso de Drogas. Relatório DAWN. Opiate-related drug misuse deaths in six states: Edição 19, 2006.

22. Fishbain DA. Tratamento crónico com opiáceos. Dependência e pseudo-dependência em doentes com dor crónica. Psychiatric Times 2003; 20: 105.

23. Savage SR, Covington EC, Heit HA, e et al. Definições relacionadas com a utilização de opiáceos para o tratamento da dor: um consenso documento da Academia Americana de Medicina da Dor, o

Sociedade Americana da Dor e Sociedade Americana de Medicina da Dependência.

24. Departamento de Saúde e Serviços Humanos. Results from the 2006 National Survey on Drug Use and Health: Summary of National Findings, Gabinete de Estudos Aplicados da Administração dos Serviços de Abuso de Substâncias e de Saúde Mental.

25. Gonzalez G, Oliveto A, Kosten TR. Combatendo a dependência de opiáceos: uma comparação entre as opções farmacológicas disponíveis. Expert Opin Pharmacother 2004; 5: 713-25.

26. Amato L, Minozzi S, Davoli M, e et al. Psicossocial combinado com tratamentos de manutenção com agonistas versus tratamentos de manutenção com agonistas isolados para o tratamento da dependência de opiáceos. (Revisão Cochrane). Biblioteca Cochrane, Edição 4, 2004.

27. Fiellin DA, O'Connor PG. Office-based treatment of opioiddependent patients. New Eng J Med 2002; 347(11): 817-23.

28. Lexi-Comp (Lexi-Drugs, comp + specialties) [programa de computador]. Lexi-Comp; 2 de julho de 2009.

29. American Psychiatric Association. Practice guideline for the treatment of patients with substance use disorders, 2ª edição.

2006.

30. Gowing L, Ali R, White J. Opioid antagonists with minimal sedation for opioid withdrawal (Cochrane Review). Biblioteca Cochrane, Edição 1, 2006.

31. Informações de prescrição de Suboxone (buprenorfina HCl e naloxona HCl di-hidratada em comprimidos sublinguais). setembro de 2006. Reckitt Benckiser

Pharmaceuticals: Diagnóstico e gestão da dependência de opiáceos. Hospital Physician 2007; 15-24.

32. Helm S, Trescot AM, Colson J, e et al. Opioid antagonists, partial agonists, and agonists/antagonists: the role of office-based detoxification. Pain Physician 2008; 11(2): 225-35.

33. DHHS. Administração dos Serviços de Abuso de Substâncias e de Saúde Mental. Centro de Tratamento do Abuso de Substâncias. Protocolo de Melhoria do Tratamento (TIP) Série 40. Publicação do DHHS n.º (SMA) 04-3939, 2004.

34. Associação Americana de Dor Crónica. ACPA dor crónica suplemento de medicamentos 2008.

35 . Donaher PA, Welsh C. Managing opioid addiction with buprenorfina. Amrican Family Physician 2006; 73(9): 1573-78.

36. Fiellin DA, Kleber H, Trumble-Hejduk JG e et al. Consensus statement on office-based treatment of opioid dependence using buprenorphine. J of Subst Abuse Treat 2004; 27: 153-59.

37. Instituto Nacional de Abuso de Drogas. Drugs, brains, and behaviour: the science of addiction. Publicação NIH nº 07-5605. Reimpresso em fevereiro de 2008.

38 Guidelines for the Psychosocially Assisted Pharmacological Treatment of Opioid Dependence, Organização Mundial de Saúde. Acedido em 2011Maio 20.

39. Threlkeld M, Parran TV, Adelman CA, Gray SF, Yu J. Tramadol versus buprenorfina para o tratamento da abstinência aguda de heroína: um estudo retrospetivo controlado de coorte. Am J Addict 2006; 15: 186-91.

40. Buydens-Branchey L, Branchey M, Reel-Brander C. Efficacy of Buspirone in the

treatment of opioid withdrawal. J Clin Psycho pharmacol 2005; 25: 230-36.

41. Rounsville BJ. Can Psychotherapy rescue naltrexone treatment of opioid addiction. NIDA Res Monogr 1995; 150: 37-52.

42. Kleber HD. Naltrexone in the treatment of heroin withdrawal. J of substance abuse treat 1985; 2: 117-22.

43. Warner EA, Kosten TR, O'Connor PG. pharmacotherapy for opioid and cocaine abuse. Med Clin North Am 1997; 81: 909-25.

44. Fram DH, Marmo J, Holden R. Naltrexone treatment: problem of patient acceptance. J of Subst Abuse Treat 1989; 6: 119-22.

45. Kosten TR. Current pharmacotherapies for opioid dependence. psycho pharmacol Bult 1990; 26: 69-74.

46 . Nicholls L, Bragaw L, Ruetsch C. Opioid dependence, treatment and guidelines (Dependência de opiáceos, tratamento e diretrizes). J Manag Care Pharm 2010; 16: S14-21.

47. Krantz M, Mehler P. Treating opioid dependence. Arch Intern Med 2004; 164: 277-88.

48. Diretrizes Práticas para o Tratamento de Pacientes com Perturbações do Uso de Substâncias. 2a ed. Associação Americana de Psiquiatria; 2006.

49. Gowing L, Ali R, White J. Buprenorfina para o tratamento da abstinência de opiáceos (Revisão). The Cochran Library, número 4, 2000. 4.

50 . Resnick RB, Kestenbaum RS, Washton A, Poole D. Naloxone- Precipitated withdrawal: Um método para indução rápida em naltrexona. Clin pharmacol ther 1977; 21: 409-13.

51 . Jasinki DR, Pernick JS, Griffith JD. Human pharmacology and abuse potential of the analgesic buprenorphine: A potential agent for treating narcotic addiction. Arch Gen Psychiatry 1978; 35: 50116.

52. Mello NK, Mendelson JH, Kuchenel JC. Buprenorphine effects on human Heroin self administration: An operant analysis. J Pharmacol

Exp Ther 1982; 223: 30-39.

53 . Johnson RE, Eissenberg J, Stitzer ML, Strain EC, Kibson IA, Bigelow GE. A placebo controlled clinical trial of buprenorphine as treatment for opioid dependence. Drug Alcohol Depend 1995; 40: 17-25.

54. Mello NK, Mendelson JH. Buprenorphine suppresses Heroin use by heroin addicts. Science 1980; 207: 657-59.

55. Mello NK, Mendelson JH, Kuehnle JC. Buprenorfina efeitos sobre a autoadministração de heroína humana: An operant analysis. Journal of pharmacological and experimental therapeutics 1982; 223: 30-39.

56 . Ling W, Wesson DR. Clinical efficacy of buprenorphine: Comparações com metadona e placebo. Drug Alcohol Dependence 2003; 70 (supple. 2): S49-58.

57. Charney DS, Heninger GK, Kleber HD. O uso combinado de clonidina e naltrexona como um tratamento rápido, seguro e eficaz da retirada abrupta da metadona. American Journal of Psychiatry 1986, 143: 831-37.

58. Kleber HD, Topazian M, Gaspari-J, Riordan CE, Kosten T. Clonidine and naltrexone in the outpatient treatment of heroin withdrawal. Am J drug alcohol abuse 1987; 13: 1-17.

59. Newman RS, Whitehill WB. Double blind comparison of methadone and placebo

maintenance treatments of narcotic addicts in Hong-Kong. Lancet 1979; 2: 485-88.

60. Yan Covitiz SR, Des Jarlais DC, Paycer NP, Drew E, Fridman P, Trigg HL e et al. A randomized trial of an interim methadone maintenance clinic. American Journal of Public Health 1991; 81: 1185-91.

61. Ball JG, Ross A. Effectiveness of methadone maintenance treatment: patients, programs, services and outcome (Eficácia do tratamento de manutenção com metadona: pacientes, programas, serviços e resultados). New York. Springer Verlag 1991.

62 . Hubbard RL, Ovaddock SG, Flynn PH, Anderson J, Etheridge RM. Overview of one year follow up outcome, in the drug abuse treatment outcome study (DATOS). Psychology of Addictive Behaviours 1997; 11: 261-78.

63 . Lawrance J. Cheskin, Paul J. Fudala, E. Johson. A controlled comparison of buprenorphine and clonidine for acute detoxification from opioids. Journal of Drug and Alcohol Dependence. 1994 Oct; 36 (2): 115-21.

64. O'Connor PG, Waugh ME, Carrole KM, Rounsaville BJ, Diakogainnis IA, Schottenfeed Rs e et al. Desintoxicação de opiáceos em ambulatório com base nos cuidados primários. O resultado de um ensaio clínico.

Journal of Gen Intern Med 1995; 101: 255-60.

65. O'Connor PS, Carroll KM, Kosten TR, Shi JM, Schottenfield RS,

Kosten TR, Rounsavilli BJ e et al. Três métodos de desintoxicação de opiáceos num contexto de cuidados primários. Um ensaio aleatório. Ann Intern Med 1997; 127: 526-30.

66 . Johnson RE, Jaff JH, Fudola PJ. A controlled trial of buprenorphine treatment for opioid dependence. JAMA 1992; 267: 2750-55.

67. Ling W, Wesson DR, Charuvastra C, Klett CJ. A controlled trial comparing buprenorphine and methadone maintenance in opioid dependence. Arch Gen Psychiatry 1996; 53: 401-07.

68. Strain EC, Stitzer ML, Liebson IA, Bigelow GE. Buprenorfina versus manutenção com metadona para a dependência de opiáceos e utilizadores de cocaína. Psycho pharmacology (Berl) 1993; 1162: 401-06.

69. Kosten TR, Schottenfeld R, Zeidonis D, Falcioni J. Buprenorfina versus metadona: manutenção da dependência de opiáceos. J Nerv Mentsis 1993; 181: 358-64.

70. Maccan MJ, Miotto K, Rawson RA, Huber A, Shoptaw S, Ling W. Outpatient non-opioid detoxification for opioid withdrawal. Who is likely to benefit. Am J Addict 1997; 6: 218-23.

71. Kahn A, Murnford JP, Rogers GA, Beckford H. Double-blind study of lofexidine and clonidine in the detoxification of opiate addicts in hospital. Drug Alcohol Dep 1997; 44: 57-61.

72 . Lin SK, Strang J, Su LW, Tsai CJ, Hu WH. O estudo duplamente cego, randomizado e controlado de lofexidina versus clonidina no tratamento da abstinência de heroína. Drug Alcohol Dep 1997; 48: 12733.

73. Ling W, Charuvastra C, Collins JF, Batki S, Brown LS Jr, Kintacide P e et al. Tratamento de manutenção da dependência de opiáceos com buprenorfina: Um ensaio clínico multicêntrico e aleatório. Addiction 1998; 93: 475-86.

74 . Johnson RE, Chutuape MA, Strain EC, Walsh SL, Stitzer ML, Begelow GE. A comparison of levomethadyl acetate, buprenorphine and methadone for opioid dependence. New England l Journal of Medicine 2000; 343: 1290-97.

75. Fiellin DA, Moore BA, Suclivan LE, Becher WC, Pantalon MV, Chawaraski MC e et al. Long term treatment with buprenorphine/ naloxone in primary care results at 2-5 years. Am J Addict 2008; 17: 116-20.

76. Fingerhood MI, Thompson MR, Jasinski DR. Abuso de substâncias

2001 Sep; 22(3): 193-99.

77 . Mendelson J, Jones RT, Welm S, Baggot M, Fernandez I, Melby AK e et al. Buprenorfina e combinações de Naloxone: The effects of three dose ratios in morphine-stabilized, opiatedependent volunteers. Psycho pharmacology 1999; 141: 37-46.

78. Mendelson J, Jones RT. Clinical and pharmacological evaluation of buprenorphine and Naloxone combinations: Why the 4:1 ratio forreatment. Drug Alcohol Depend. 2003; 70 (supple. 2): S29-38.

79. Mattick RP, Ali R, White JM, O' Brien S, Wolk S, Danz C e et al. Buprenorfina versus terapia de manutenção com metadona: A randomized double-blind trial with 405 opioid dependent patients. Addiction 2003; 98(4): 441-52.

80. Umbricht A, Hoover DR, Tuucher MJ, lesilie JM, Chaisson RE, Preston KL, e et al. Opioid detoxification with buprenorphine, clonidine, or methadone in hospitalized heroin-dependent patients with HIV infection. Drug Alcohol Dependence 2003; 69(3): 26372.

81. Oreskovich MR, Saxon AJ, Ellis ML, e et al. A double-blind, double-dummy, randomized, prospective pilot study of the partial mu opiate agonist, buprenorphine, for acute detoxification from heroin. Dependência de Drogas e Álcool 2005; 77(1): 71-79.

82. Riastrick D, West D, Finnegan O, Thistlethwaite G, Brearley R, Ranbery J e et al. A

comparison of buprenorphine and lofexidine for community opiate detoxification: Resultados de um ensaio aleatório controlado. Addiction 2005; 100 (2): 1860-67.

83 . Marsch LA, Bickel WK, Badger GJ, e et al. Comparison of pharmacological treatments for opioid-dependent adolescents: A randomised controlled trial. Arch Gen Psychiatry 2005; 62(10): 1157-64.

84 . Amass L, Ling W, Freese TE, Cohe, Reiber C, Annon AJ, McCarty D, Reid MS, Brown Jr L S, Clark CC, Ziedonis DM, Krejci J, Stine S, Winhusen T, Brigham G, Babcock D, Muir JA, Buchan BJ, Horton T. Levar a desintoxicação com buprenorfina-naloxona aos prestadores de tratamento da comunidade: a experiência de campo da Rede de Ensaios Clínicos do NIDA. Am J Addict 2004; 13: S42-66.

85. Ling W, Amass L, Shoptaw S, Annon JJ, Hillhouse M, Babcock D e et al. A multi-centre randomized trial of buprenorphinenaloxone versus clonidine for opioid detoxification: findings from the National Institute on Drug Abuse Clinical Trials Network. Addiction 2005; 100: 1090-100.

86. Margoob MA, Dutta KS. A community survey of drug abuse in Kashmir (2003 Aug to 2005 Jan), a DTS sponsored project.

87. Helm S, Trescot AM, Colson J, e et al. Opioid antagonists, partial agonists, and agonists/antagonists: The role of office-based detoxification. Pain Physician 2008; 11(2): 225-35.

88 . Ziaddini H, Nasirian M, Nakhaei N. Comparação de buprenorfina e clonidina na desintoxicação de heroína. Journal of Addiction and Health 2010; 2: 1-2.

89. Nicholas M. Dependência de Drogas e Álcool 2010 abril; 108, (1-2): 110-14.

90 . Sadock BJ, Kaplan HI, Sadock VA. Kaplan & Sadock's synopsis of psychiatry: behavioural sciences/clinical psychiatry. Philadelphia: Lippincott Williams and Wilkins; 2007. p. 4-14, p.514-21.

91. Lisa A, Marsch D, Warren K, e et al. Comparação de tratamentos farmacológicos de adolescentes dependentes de opiáceos: Um ensaio aleatório controlado. Arch Gen Psychiatry 2005; 62: 115764.

92 . Nigam AK, Ray R, Tripathi BK. Buprenorfina na retirada de opiáceos: A comparison with clonidine. Journal of Substance Abuse Treatment 1993; 10: 301-04.

93 . Amass L, Bickel WK, Higgins ST, Hughes JR. A preliminary investigation of outcome following gradual or rapid buprenorphine desintoxicação. J Addict Dis 1994; 13(3): 33-45.

94. Gold MS, Pottash AC, Sweeney DR, Kleber HD. Opiate withdrawal using clonidine. A safe, effective, and rapid non-opiate treatment. JAMA 1980; 243(4): 343-46.

95 . Schneider U, Patzold W, Eronat V, Huber TY, Seifert J, Wise B e et al. Buprenorfina e carbamazepina como tratamento para a desintoxicação de dependentes de opiáceos com abuso de múltiplas drogas: um estudo piloto. Addiction Biol 2000; 5(1): 65-59.

96. Miller NS. Psiquiatria da toxicodependência. Trans. Zarghami M. Sari: Universidade de Ciências Médicas de Mazandaran; 2003. p. 392.

97. Informação ao doente. Suboxone-Subutex. NDA 20-732, NDA 20733; 25-30.

98. Margoob MA et al. Utilização de TLC como ecrã de largo espetro para a deteção de drogas de abuso. JK practitioner 2004; 11(4): 257-60.

99. Margoob MA, Ab Majid, Arshid hussain. Changing sociodemographic pattern of substance abuse in Kashmir valley (Mudança do padrão sociodemográfico do abuso de substâncias no vale de Caxemira). JK practitioner 2004 Jan-março; 11(1): 14-16.

100. Collins ED, Kleber HD, Whittington RA, e et al. Anesthesia- assisted vs. buprenorphine or clonidine-assisted heroin detoxification and naltrexone induction. Um ensaio aleatório. JAMA 2005; 294(8): 903-13.

101 . Telias D, Nir-hood J. Buprenorfina-cetorolac vs. clonidina-naproxeno na retirada de opiáceos. International Journal of Psychosocial Rehabilitation 2000; 4(4): 441-46.

102. Janiri L, Mannelli P, Persico AM, e et al. Opiate detoxification of methadone maintenance patients using lefetamine, clonidine and buprenorphine. Drug & Alcohol Dependence 1994; 36(2): 139-45.

103. Comer SD, Walker EA, Collins ED. A buprenorfina/naloxona reduz os efeitos de reforço e subjectivos da heroína em voluntários heroindependentes. Psycho pharmacol (Berl) 2005; 181(4): 664-75.

104 . Bhatia M S, Srivastava S, Rajender G, Malhotra S, Chaudhary D. Buprenorfina e naloxona combinadas para a dependência de opiáceos: Drug review. Jornal de psiquiatria de Delhi 2010; 13(1): 164-69.

105. Lintzeris, N, Bell J, Bammer G, Jolley DJ, Ruhworth L, e et al. A randomized controlled trial of buprenorphine in the management of short-term ambulatory heroin withdrawal. Addiction 2002; 97: 1395-404.

106 . Warren K. Bickel e Leslie Amass. Tratamento da dependência de opiáceos com buprenorfina: A review. Experimental and clinical psycho pharmacology 1995; 3: 477-89.

CAPÍTULO 7

Número do processo

Grupo

Nome do

doenteParentalidade

EndereçoNúmero de contacto

Idade / SexoPeso

(kg)

Reg. N.º

I/P

D.O.A.

D.O.D.

Dados sócio-demográficos

Língua falada

Situação económica / Rendimento mensal

Nível de escolaridade

Ocupação atual

Estado civil atual

Referido por

Informadores (relação com o doente)

Tipo de família (conjunta / nuclear)

Opcional

Religião

Historial e consequências do consumo de substâncias

- Padrão de utilização (frequência)
- Quantidade inicial (comprimido / gramas de opiáceo)
- Modo de utilização
- Idade da primeira utilização (anos)
- Idade da primeira intoxicação (ano)
- Duração total da utilização de substâncias
- Início do consumo de substâncias (introduzido por)
- Razão para iniciar a substância
- Efeito inicial (Bom / Mau)

- Idade - utilização regular
- Origem da substância
- Motivo da procura de tratamento
- Apoio à família durante o tratamento
- Antecedentes de toxicodependência e tratamento e respectivos resultados
- Motivo da recaída
- História de tentativas de suicídio
- História de lesões físicas
- História familiar de
    - Abuso de substâncias
    - Perturbação psiquiátrica
- Comorbilidade
    - Doença médica
    - Infecções
    - Perturbação psiquiátrica
- Tentativas de abstinência (Nenhuma / Uma vez / Várias)

Consequências do abuso de substâncias

- Pessoal
    - Cognitivo
    - Emocional

Económico

- Ocupacional

Interpessoal

- Conflito / T ensão familiar
- Violência (Frequente / Pouco frequente)
    - No seio da família
    - No local de trabalho / escola
    - Cônjuge (Desarmonia conjugal)

INVESTIGAÇÕES

Hb	Glucose (F)
RBC	Urea
PCV	Creatinine
MCV	Total Protein
TLC	Albumin
PMN	Total Bilirubin
LYM	SGOT
EIOS	SGPT
BASO	Sodium
PLT	Potassium
ESR	Chloride
HBs	HIV
VDRL	Tuberculosis

Urina: Deteção de opiáceos

- No início
- Durante a desintoxicação

CONSENTIMENTO INFORMADO

Fui informado(a) sobre o medicamento que me será administrado e sobre os testes de diagnóstico que me serão efectuados no âmbito deste projeto de investigação. O objetivo geral do medicamento, os seus potenciais benefícios e possíveis inconvenientes foram-me explicados de forma satisfatória. Compreendo também que os dados gerados durante o processo de estudo serão utilizados especificamente para fins científicos, incluindo a publicação. Dou voluntariamente o meu consentimento para o efeito.

O Dr. Syed Sajad Hussain explicou-me a natureza do estudo acima referido. Estou ciente de que sou livre de me retirar do estudo depois de informar o meu médico.

Nome e assinatura do paciente:

Nome e assinatura do investigador

Nome e assinatura do tutor

Data:

Célula n.º 9622758932

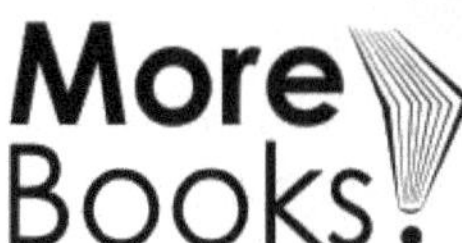

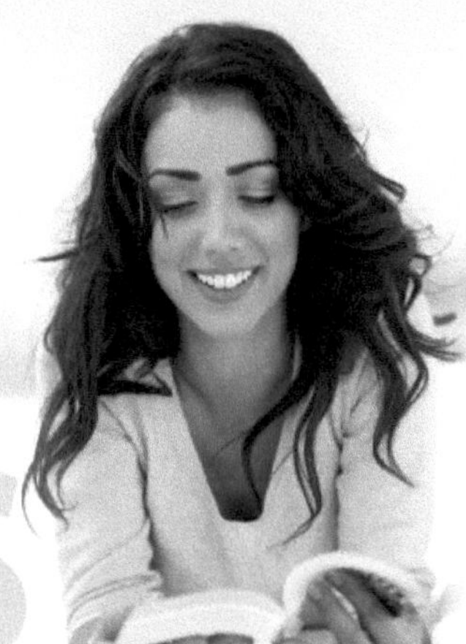

yes I want morebooks!

Buy your books fast and straightforward online - at one of world's fastest growing online book stores! Environmentally sound due to Print-on-Demand technologies.

Buy your books online at
www.morebooks.shop

Compre os seus livros mais rápido e diretamente na internet, em uma das livrarias on-line com o maior crescimento no mundo! Produção que protege o meio ambiente através das tecnologias de impressão sob demanda.

Compre os seus livros on-line em
www.morebooks.shop

info@omniscriptum.com
www.omniscriptum.com

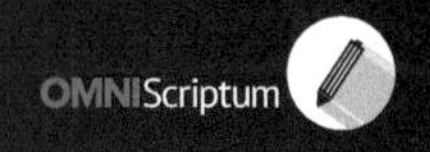

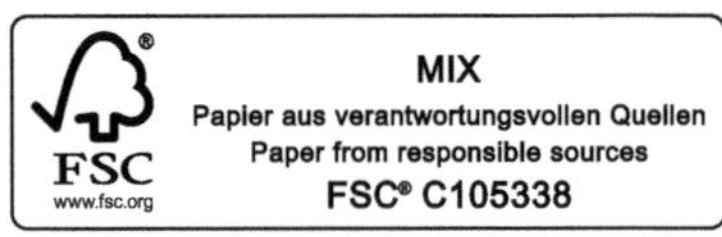

Printed by Books on Demand GmbH, Norderstedt / Germany